中医临床必读丛书 重刊

清·傅 山 著

欧阳兵 整理

傅青主女科

U0284356

人民卫生出版社

·北京·

图书在版编目（CIP）数据

傅青主女科 /（清）傅山著；欧阳兵整理 . —北京：人民卫生出版社，2023.3
（中医临床必读丛书重刊）
ISBN 978-7-117-34551-4

Ⅰ. ①傅… Ⅱ. ①傅… ②欧… Ⅲ. ①《傅青主女科》 Ⅳ. ①R271

中国国家版本馆 CIP 数据核字（2023）第 040573 号

人卫智网	**www.ipmph.com**	医学教育、学术、考试、健康，购书智慧智能综合服务平台
人卫官网	**www.pmph.com**	人卫官方资讯发布平台

中医临床必读丛书重刊
傅青主女科
Zhongyi Linchuang Bidu Congshu Chongkan
Fu Qingzhu Nüke

著　　者：清·傅　山
整　　理：欧阳兵
出版发行：人民卫生出版社（中继线 010-59780011）
地　　址：北京市朝阳区潘家园南里 19 号
邮　　编：100021
E - mail：pmph @ pmph.com
购书热线：010-59787592　010-59787584　010-65264830
印　　刷：北京市艺辉印刷有限公司
经　　销：新华书店
开　　本：889×1194　1/32　印张：6.25
字　　数：97 千字
版　　次：2023 年 3 月第 1 版
印　　次：2023 年 5 月第 1 次印刷
标准书号：ISBN 978-7-117-34551-4
定　　价：26.00 元

重刊说明

中医药学是中华民族的伟大创造,是中国古代科学的瑰宝,也是打开中华文明宝库的钥匙,为中华民族繁衍生息做出了巨大贡献,对世界文明进步产生了积极影响。中华五千年灿烂文化,"伏羲制九针""神农尝百草",中医经典著作作为中医学的重要组成部分,是中医药文化之源、理论之基、临床之本。为了把这些宝贵的财富继承好、发展好、利用好,人民卫生出版社于 2005 年推出了《中医临床必读丛书》(简称《丛书》)(105 种),随后于 2017 年推出了《中医临床必读丛书》(典藏版)(30 种),丛书出版后深受读者欢迎,累计印制近 900 万册,成为了中医药从业人员和爱好者的必读经典。

毋庸置疑,中医古籍不仅是中医理论的基础,更是中医临床坚强的基石,提高临床疗效的捷径。每一位中医从业者,无不是从中医经典学起的。"读经典、悟原理、做临床、跟名师、成大家"是中医成才的必要路径。为了贯彻落实党的二十大报告指出的促进中医药传承创新发展和《关于推进新时代古籍工作的意见》要求,传承中医典籍精华,同时针对后疫情时代中医药在护佑人民健康的重要性以及大众对于中医经典的重视,我们因时因势调整和完善中医古籍出版工作,因此,在传承《丛书》原貌的基础上,对105种图书进行了改版,推出《中医临床必读丛书重刊》(简称《重刊》)。为了便于读者阅读,本版尽量保留原版风格,并采用双色印刷,将"养生类著作"单列,对每部图书的导读和相关文字进行了更新和勘误;同时邀请张伯礼院士和王琦院士为《重刊》作序,具体特点如下:

1. **精选底本,校勘严谨** 每种古籍均由各科专家遴选精善底本,加以严谨校勘,为读者提供精准的原文。在内容上,考虑中医临床人员的学习需要,一改过去加校记、注释、语译等方式,原则上只收原文,不作校记和注释,类似古籍的白文本。对于原文中俗体字、异体字、避讳字、古今字予以径改,不作校注,旨在使读者在研习之中渐得旨趣,体悟真谛。

2. **导读要览,入门捷径** 为了便于读者学习和理解,每本书前撰写了导读,介绍作者生平、成书背景、学术特点,重点介绍该书的主要内容、学习方法和临证思维方法,以及对临床的指导意义,对书的内容提要钩玄,方便读者抓住重点,提升学习和临证效果。

3. **名家整理,打造精品** 《丛书》整理者如余瀛鳌、钱超尘、郑金生、田代华、郭君双、苏礼等大部分专家都参加了我社 20 世纪 80 年代中医古籍整理工作，他们拥有珍贵而翔实的版本资料和较高的中医古籍文献整理水平与丰富的临床经验，是我国现当代中医古籍文献整理的杰出代表，加之《丛书》在读者心目中的品牌和认可度，相信《重刊》一定能够历久弥新，长盛不衰，为新时代我国中医药事业的传承创新发展做出更大的贡献。

主要分类和具体书目如下：

 经典著作

《黄帝内经素问》　　　《金匮要略》

《灵枢经》　　　　　　《温病条辨》

《伤寒论》　　　　　　《温热经纬》

 诊断类著作

《脉经》　　　　　　　《濒湖脉学》

《诊家枢要》

 通用著作

《中藏经》　　　　　　《三因极一病证方论》

《伤寒总病论》　　　　《素问病机气宜保命集》

《素问玄机原病式》　　《内外伤辨惑论》

《儒门事亲》　　　　《石室秘录》

《脾胃论》　　　　　《医学源流论》

《兰室秘藏》　　　　《血证论》

《格致余论》　　　　《名医类案》

《丹溪心法》　　　　《兰台轨范》

《景岳全书》　　　　《杂病源流犀烛》

《医贯》　　　　　　《古今医案按》

《理虚元鉴》　　　　《笔花医镜》

《明医杂著》　　　　《类证治裁》

《万病回春》　　　　《医林改错》

《慎柔五书》　　　　《医学衷中参西录》

《内经知要》　　　　《丁甘仁医案》

《医宗金鉴》

 4 各科著作

(1) 内科

《金匮钩玄》　　　　　　《张氏医通》

《秘传证治要诀及类方》　《张聿青医案》

《医宗必读》　　　　　　《临证指南医案》

《医学心悟》　　　　　　《症因脉治》

《证治汇补》　　　　　　《医学入门》

《医门法律》　　　　　　《先醒斋医学广笔记》

《温疫论》　　　　　　　《串雅内外编》

《温热论》　　　　　　　《医醇賸义》

《湿热论》　　　　　　　《时病论》

(2)外科

《外科精义》　　　　　　《外科证治全生集》

《外科发挥》　　　　　　《疡科心得集》

《外科正宗》

(3)妇科

《经效产宝》　　　　　　《傅青主女科》

《女科辑要》　　　　　　《竹林寺女科秘传》

《妇人大全良方》　　　　《济阴纲目》

《女科经纶》

(4)儿科

《小儿药证直诀》　　　　《幼科发挥》

《活幼心书》　　　　　　《幼幼集成》

(5)眼科

《秘传眼科龙木论》　　　《眼科金镜》

《审视瑶函》　　　　　　《目经大成》

《银海精微》

(6)耳鼻喉科

《重楼玉钥》　　　　　　《喉科秘诀》

《口齿类要》

(7)针灸科

《针灸甲乙经》　　　　《针灸大成》

《针灸资生经》　　　　《针灸聚英》

《针经摘英集》

(8)骨伤科

《永类钤方》　　　　　《世医得效方》

《仙授理伤续断秘方》　《伤科汇纂》

《正体类要》　　　　　《厘正按摩要术》

⑤　养生类著作

《寿亲养老新书》　　　《老老恒言》

《遵生八笺》

⑥　方药类著作

《太平惠民和剂局方》　《得配本草》

《医方考》　　　　　　《成方切用》

《本草原始》　　　　　《时方妙用》

《医方集解》　　　　　《验方新编》

《本草备要》

人民卫生出版社

2023 年 2 月

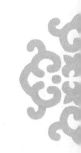

序　一

　　党的二十大报告提出,把马克思主义与中华优秀传统文化相结合。中医药学是中国古代科学的瑰宝,也是打开中华文明宝库的钥匙。当前,中医药发展迎来了天时、地利、人和的大好时机。特别是近十年来,党中央、国务院密集出台了一系列方针政策,大力推动中医药传承创新发展,其重视程度之高、涉及领域之广、支持力度之大,都是前所未有的。"识势者智,驭势者赢",中医药人要乘势而为,紧紧把握住历史的机遇,承担起时代的责任,增强文化自信,勇攀医学高峰,推动中医药传承创新发展。而其中人才培养是当务之急,不可等闲视之。

　　作为中医药人才成长的必要路径,中医经典著作的重要性毋庸置疑。历代名医先贤,无不熟谙经典,并通过临床实践续先贤之学,创立弘扬新说;发皇古义,融会新知,提高临床诊治水平,推动中医药学术学科进步,造福于黎庶。孙思邈指出:"凡欲为大医,必须谙《素问》《甲乙》《黄帝针经》……"李东垣发《黄帝内经》胃气学说之端绪,提出"内伤脾胃,百病

9

由生"的观点，一部《脾胃论》成为内外伤病证辨证之圭臬。经典者，路志正国医大师认为：原为"举一纲而万目张，解一卷而众篇明"之作，经典之所以奉为经典，一是经过长时间的临床实践检验，具有明确的临床指导作用和理论价值；二是后代医家在学术流变中，不断诠释、完善并丰富了其内涵与外延，使其与时俱进，丰富和发展了理论。

如何研习经典，南宋大儒朱熹有经验可以借鉴：为学之道，莫先于穷理；穷理之要，必在于读书；读书之法，莫贵于循序而致精；而致精之本，则又在于居敬而持志。读朱子治学之典，他的《观书有感》诗歌可为证："半亩方塘一鉴开，天光云影共徘徊。问渠那得清如许？为有源头活水来。"可诠释读书三态：一是研读经典关键是要穷究其理，理在书中，文字易懂但究理需结合临床实践去理解、去觉悟；更要在实践中去应用，逐步达到融汇贯通，圆机活法，亦源头活水之谓也。二是研读经典当持之以恒，循序渐进，读到豁然以明的时候，才能体会到脑洞明澄，如清澈见底的一塘活水，辨病识证，仿佛天光云影，尽映眼前的境界。三是研读经典者还需有扶疾治病、济世救人之大医精诚的精神；更重要的是，读经典还需怀着敬畏之心去研读赏析，信之用之日久方可发扬之；有糟粕可弃用，但须慎之。

在这次新型冠状病毒感染疫情的防治中，疫病相关的中医经典发挥了重要作用，从2020年疫情初期我们通过流调和分析，明确了新型冠状病毒感染是以湿毒内蕴为核心病机、兼夹发病为临床特点的认识，有力指导了对疫情的防治。中医药早期介入，全程参与，有效控制转重率，对重症患者采取中西医结合救治，降低了病死率，提高了治愈率。所筛选出的"三药三方"也是出自古代经典。在中医药整建制接管的江夏方舱医院中，更是交出了564名患者零转重、零复阳，医护零感染的出色答卷。中西医结合、中西药并用成为中国抗疫方案的亮点，是中医药守正创新的一次生动实践，也为世界抗疫贡献了东方智慧，受到世界卫生组织（WHO）专家组的高度评价。

经典中蕴藏着丰富的原创思路，给人以启迪。青蒿素的发明即是深入研习古典医籍受到启迪并取得成果的例证。进入新时代，国家药品监督管理部门所制定的按古代经典名方目录管理的中药复方制剂，基于人用经验的中药复方制剂新药研发等相关政策和指导原则，也助推许多中医药科研人员开始从古典医籍中寻找灵感与思路，研发新方新药。不仅如此，还有学者从古籍中梳理中医流派的传承与教育脉络，以传统的人才培养方法与模式为现代中医药教育提供新的借鉴……可见中医药古籍中的内容对当代中医药科研、临床与教育均具有指导作用，应该受到重视与研习。

我们欣慰地看到，人民卫生出版社在20世纪50年代便开始了中医古籍整理出版工作，先后经过了影印、白文版、古籍校点等阶段，经过近70年的积淀，为中医药教材、专著建设做了大量基础性工作；并通过古籍整理，培养了一大批中医古籍整理名家和专业人才，形成了"品牌权威、名家云集""版本精良、校勘精准""读者认可、历久弥新"等鲜明特点，赢得了广大读者和行业内人士的普遍认可和高度评价。2005年，为落实国家中医药管理局设立的培育名医的研修项目，精选了105种中医经典古籍分为三批刊行，出版以来，重印达近千万册，广受读者欢迎和喜爱。"读经典、做临床、育悟性、成明医"在中医药行业内蔚然成风，可以说这套丛书为中医临床人才培养发挥了重要作用。此次人民卫生出版社在《中医临床必读丛书》的基础上进行重刊，是践行中共中央办公厅、国务院办公厅《关于推进新时代古籍工作的意见》和全国中医药人才工作会议精神，以实际行动加强中医古籍出版工作，注重古籍资源转化利用，促进中医药传承创新发展的重要举措。

经典之书，常读常新，以文载道，以文化人。中医经典与中华文化血脉相通，是中医的根基和灵魂。"欲穷千里目，更上一层楼"，经典就是学术进步的阶梯。希望广大中医药工作者乃至青年学生，都要增强文化自觉和文化自信，传承经典，用好经典，发扬经典。

有感于斯，是为序。

中国工程院院士　　国医大师

天津中医药大学　　名誉校长　　张伯礼

中国中医科学院　　名誉院长

2023 年 3 月于天津静海团泊湖畔

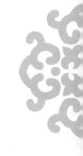

序 二

　　中医药典籍浩如烟海，自先秦两汉以来的四大经典《黄帝内经》《难经》《神农本草经》《伤寒杂病论》，到隋唐时期的著名医著《诸病源候论》《备急千金要方》《经史证类备急本草》，宋代的《圣济总录》，金元时期四大医家刘完素、张从正、李东垣和朱丹溪的著作《素问玄机原病式》《儒门事亲》《脾胃论》《丹溪心法》等，到明清之际的《本草纲目》《医门法律》等，中医古籍是我国中医药知识赖以保存、记录、交流和传播的根基和载体，是中华民族认识疾病、诊疗疾病的经验总结，是中医药宝库的精华。

　　中华人民共和国成立以来，在中医药、中西医结合临床和理论研究中所取得的成果，与中医古籍研究有着密不可分的关系。例如中西医结合治疗急腹症，是从《金匮要略》大黄牡丹皮汤治疗肠痈等文献中得到启示；小夹板固定治疗骨折的思路，也是根据《仙授理伤续断秘方》等医籍治疗骨折强调动静结合的论述所取得的；活血化瘀方药治疗冠心病、脑血管意外和闭塞性脉管炎等疾病的疗效，是借鉴《医林改错》等古代有关文献而加以提高的；尤其是举世瞩目的抗疟新药青蒿素，是基于《肘后备急方》治疟单方研制而成的。

党的二十大报告提出，深入实施科教兴国战略、人才强国战略。人才是全面建设社会主义现代化国家的重要支撑。培养人才，教育要先行，具体到中医药人才的培养方面，在院校教育和师承教育取得成就的基础上，我还提出了书院教育的模式，得到了国家中医药管理局和各界学者的高度认可。王琦书院拥有115位两院院士、国医大师的强大师资阵容，学员有岐黄学者、全国名中医和来自海外的中医药优秀人才代表。希望能够在中医药人才培养模式和路径方面进行探索、创新。

那么，对于个人来讲，我们怎样才能利用好这些古籍，来提升自己的临床水平？我以为应始于约，近于博，博而通，归于约。中医古籍博大精深，绝非只学个别经典即能窥其门径，须长期钻研体悟和实践，精于勤思明辨、临床辨证，善于总结经验教训，才能求得食而化，博而通，通则返约，始能提高疗效。今由人民卫生出版社对《中医临床必读丛书》（105种）进行重刊，我认为是件非常有意义的事，《重刊》校勘严谨，每本书都配有导读要览，同时均为名家整理，堪称精品,是在继承的基础上进行的创新,这无疑对提高临床疗效、推动中医药事业的继承与发展具有积极的促进作用,因此,我们也会将《重刊》列为书院教学尤其是临床型专家成长的必读书目。

韶光易逝,岁月如流,但是中医人探索求知的欲望是亘古不变的。我相信,《重刊》必将对新时代中医药人才培养和中医学术发展起到很好的推动作用。为此欣慰之至,乐为之序。

中国工程院院士　国医大师　王琦

2023 年 3 月于北京

原　序

　　中医药学是具有中国特色的生命科学,是科学与人文融合得比较好的学科,在人才培养方面,只要遵循中医药学自身发展的规律,把中医理论知识的深厚积淀与临床经验的活用有机地结合起来,就能培养出优秀的中医临床人才。

　　百余年西学东渐,再加上当今市场经济价值取向的影响,使得一些中医师诊治疾病常以西药打头阵,中药作陪衬,不论病情是否需要,一概是中药加西药。更有甚者不切脉、不辨证,凡遇炎症均以解毒消炎处理,如此失去了中医理论对诊疗实践的指导,则不可能培养出合格的中医临床人才。对此,中医学界许多有识之士颇感忧虑而痛心疾首。中医中药人才的培养,从国家社会的需求出发,应该在多种模式、多个层面展开。当务之急是创造良好的育人环境。要倡导求真求异、学术民主的学风。国家中医药管理局设立了培育名医的研修项目,第一是参师襄诊,拜名师并制订好读书计划,因人因材施教,务求实效。论其共性,则需重视"悟性"的提高,医理与易理相通,重视易经相关理论的学习；还有文献学、逻辑学、生命科学原理与生物信息学等知识的学习运用。"悟性"主要体现在联系临床，提高思辨能力，破解疑难病例，获取疗效。再者是熟读一本临证案头书，研修项目精选的书目可以任选，作为读经典医籍研修晋级保底的基本功。第二是诊疗环境，我建议城市与乡村、医院与诊所、病房与门诊可以兼顾，总以多临证、多研讨为主。若参师三五位以上，年诊千例以上，必有上乘学问。第三是求真务实，"读经典做临床"关键在"做"字上苦下功夫，敢于置疑而后验证、诠释，进而创新，诠证创新自然寓于继承之中。

中医治学当溯本求源，古为今用，继承是基础，创新是归宿，认真继承中医经典理论与临床诊疗经验，做到中医不能丢，进而才是中医现代化的实施。厚积薄发、厚今薄古为治学常理。所谓勤求古训、融会新知，即是运用科学的临床思维方法，将理论与实践紧密联系，以显著的疗效，诠释、求证前贤的理论，于继承之中求创新发展，从理论层面阐发古人前贤之未备，以推进中医学科的进步。

综观古往今来贤哲名医，均是熟谙经典、勤于临证、发皇古义、创立新说者。通常所言的"学术思想"应是高层次的成就，是锲而不舍长期坚持"读经典做临床"，并且，在取得若干鲜活的诊疗经验基础上，应是学术闪光点凝聚提炼出的精华。笔者以弘扬中医学学科的学术思想为己任，绝不敢言自己有什么学术思想，因为学术思想一定要具备创新思维与创新成果，当然是在以继承为基础上的创新；学术思想必有理论内涵指导临床实践，能提高防治水平；再者，学术思想不应是一病一证一法一方的诊治经验与心得体会。如金元大家刘完素著有《素问病机气宜保命集》，自述"法之与术，悉出《内经》之玄机"，于刻苦钻研运气学说之后，倡"六气皆从火化"，阐发火热症证脉治，创立脏腑六气病机、玄府气液理论。其学术思想至今仍能指导温热、瘟疫的防治。严重急性呼吸综合征（SARS）流行时，运用玄府气液理论分析证候病机，确立治则治法，遣药组方获取疗效，应对突发公共卫生事件，造福群众。毋庸置疑，刘完素是"读经典做临床"的楷模，而学习历史，凡成中医大家名师者基本如此，即使当今名医具有卓越学术思想者，亦无例外。因为经典医籍所提供的科学原理至今仍是维护健康、防治疾病的准则，至今仍葆其青春，因此"读经典做临床"具有重要的现实意义。

值得指出，培养临床中坚骨干人才，造就学科领军人物是当务之急。在需要强化"读经典做临床"的同时，以唯物主义史观学习易理易道易图，与文、史、哲、逻辑学交叉渗透融合，提高"悟性"，指导诊疗工作。面对新世纪，东学西渐是另一股潮流，国外学者研究老聃、孔丘、朱熹、沈括之学，以应对技术高速发展与理论相对滞后的矛盾日趋突出的现状。譬如老聃是中国宇宙论的开拓者，惠施则注重宇宙中一般事物的观察。他解释宇宙为总包一切之"大一"与极微无内之"小一"构成，大而无外小而无内，大一寓有小一，小一中又涵有大一，两者相兼容而为用。如此见解不仅对中医学术研究具有指导作用，对宏观生物学与分子生物学的连接，纳入到系统复杂科学的领域至关重要。近日有学者撰文讨论自我感受的主观症状对医学的贡献和医师参照的意义；有学者从分子水平寻求直接调节整体功能的物质，而突破靶细胞的发病机制；有医生运用助阳化气、通利小便的方药同时改善胃肠症状，治疗幽门螺杆菌引起的胃炎；还有医生使用中成药治疗老年良性前列腺增生，运用非线性方法，优化观察指标，不把增生前列腺的直径作为唯一的"金"指标，用综合量表评价疗效而获得认许，这就是中医的思维，要坚定地走中国人自己的路。

　　人民卫生出版社为了落实国家中医药管理局设立的培育名医的研修项目，先从研修项目中精选20

种古典医籍予以出版,余下 50 余种陆续刊行,为我们学习提供了便利条件,只要我们"博学之,审问之,慎思之,明辨之,笃行之",就会学有所得、学有所长、学有所进、学有所成。治经典之学要落脚临床,实实在在去"做",切忌坐而论道,应端正学风,尊重参师,教学相长,使自己成为中医界骨干人才。名医不是自封的,需要同行认可,而社会认可更为重要。让我们互相勉励,为中国中医名医战略实施取得实效多做有益的工作。

王永炎

2005 年 7 月 5 日

导　读

　　《傅青主女科》是一部颇具临床价值的妇产科专著。书成于清康熙十二年(1673)，又名《女科》《傅氏女科》《女科摘要》《女科仙方》。全书兼采众家，又多卓异，论述简要，辨证详明，理法严谨，药简方效，尤切临床实用，较之其他妇科著作，确有独到之处。诚如傅氏好友、明清之际著名学者顾炎武为傅山《大小诸证方论》所作的序言中所云："予友傅青主先生……手著《女科》……诚医林不可不有之书。"该书是中医临床、教学、科研，特别是中医妇产科临床工作者必读的中医古籍之一。重新整理出版《傅青主女科》，对于提高临床诊疗水平，更好地传承中医学术具有重要的现实意义。

一、《傅青主女科》与作者

　　《傅青主女科》的作者傅山(1607—1684)系明末清初著名文人兼医家，山西太原府阳曲县(今太原市)人。傅山字青竹，后改字青主，别号颇多，如公它、公之它、啬庐、石道人、朱衣道人、侨黄、侨松等。傅山世出官宦书香之家,家学渊源。傅氏博涉经史百家,德才兼蓄,医儒皆精。于诗、文、书、画诸方面,皆善学妙用,造诣精深;于医学研究上,成就巨大。其在内、妇、儿诸科,均多卓识,然尤精于妇科。傅山一生著述颇丰,诗赋书画惜多散失,留存于世的仅《霜红龛集》和《两汉人名韵》;传世医著有《傅青主女科》《傅青主男科》《傅青主先生秘传小儿科方论》等。世传陈士铎撰述的《辨证录》《石室秘录》《洞天奥旨》等书,实为傅山所著。

《傅青主女科》全书2卷,上卷分带下、血崩、鬼胎、调经、种子5门,计38篇,39证,载41方;下卷分妊娠、小产、难产、正产、产后5门,计39篇,41证,载42方、2法。附《产后编》2卷,上卷载产后总论、产前后方症宜忌、产后诸症治法等;下卷载误破尿胞、淋、便数、泻、痢、呕逆、咳嗽、水肿、小腹痛、腰痛、阴痛、恶露、乳痈等证。另附补集。

本书内容简要,选方实用,流传极广。《傅青主女科》自刊行以来,甚为后世所重,多次再版。现存最早版本为清道光七年丁亥(1827)太邑友文堂刻本,另有清道光八年(1828)祁尔诚重校刻本、清同治八年己巳(1869)湖北崇文书局刻本、清光绪二十五年(1899)

上海图书集成印书局铅印本等 60 余种版本。据不完全统计，近 20 年公开发表的研究傅山《傅青主女科》及其学术思想的学术论文 230 余篇，足见《傅青主女科》是中医妇产科学中极具影响、不可或缺的重要参考文献。

二、《傅青主女科》的主要学术特点及其对临床的指导意义

《傅青主女科》理法谨严，辨证详明，用药精到，极切临床实用，对中医妇产科学的发展具有重要影响，具有鲜明的学术特点。

1. 注重脏腑、气血、经络理论，发前人之未逮

傅氏在理论上，注重对经典学说的继承和发扬，尝以脏腑、气血、经络理论指导辨证治疗。如其重视五行学说在脏腑之间的应用，强调脏腑之间的相互协调，是以五行的模式，通过生克制化而完成的。认为可以通过这种制化关系，调理某脏的有余或不足，"用芍药以平肝，则肝气得舒，肝气舒自不克脾土，脾不受克则脾土自旺，是平肝正所以扶脾耳。"又尝强调五脏安和，气血调达，冲任通畅，督带强健，是妇女经、孕、产、乳的生理基础，任何一方失调，均可导致妇

产科疾病的发生。

傅氏师古而不泥古,尝发前人所未发。书中对每证的论述,先陈前人之说,后抒自己之见,且多举一反三,加以论析。如对带下的论述,直抒己见:"夫带下俱是湿症。"为后世治疗带下提供了重要指导;对经水过多一症,提出了"血虚而不归经"的观点,指出:"血归于经,虽旺而经亦不多;血不归经,虽衰而经亦不少。"不落前人窠臼。

2. 重视肝脾肾辨证,善调补气血,寓祛邪于扶正之中

傅氏重视脏腑、气血辨证,对每个病证均有精辟之见,证候剖析详尽。辨证以肝脾肾立论,治疗重精气血同补。

认为"气乃血之卫,血赖气以固,气虚则血无凭依"。五脏之中,最重肝脾肾三脏,"夫经本于肾,而其流五脏六腑之血皆归之",肾气的盛衰对妇科疾病的调治具有决定性作用;肝属木而藏血,主疏泄,精血互化,保证了妇女以血为根本的物质基础;脾为后天,与先天之肾相互为用,"脾非先天之气不能化,肾非后天之气不能生"。傅氏把肝失疏泄不能藏血调血、脾失健运不能生血摄血、肾虚精亏不能化气司生殖等作为三脏的主要病机,故辨证治疗上每多围绕肝脾肾,从虚立论,倡用补法,即或祛邪,亦每寓于扶正之中。

傅氏在辨证治疗上继承前人学术经验,又有所发挥创新。注重调理气血,常以健脾益气、调肝养血、补肾填精、培补气血等为治。如其治疗带下,责之于湿,从脾而论之;治疗血崩,不轻言止血,而力主调补气血;调治月经,并重气血,以补血养肝为主;妊娠疾病,力倡补气,而又偏于滋阴血清虚热;产后诸症,多宗温化之法,力戒峻剂伤正。

3. 倡方证对应,创制效方,用药纯和而精当

《傅青主女科》重视古方,但又不拘泥于古方,根据病证灵活选用或创制新方;制方严谨,用药纯和,切实可用;用药多以扶正,或扶正祛邪为主,对伤精损血之药谨慎用之。

傅氏讲求方证对应,所创新方契合病机,用药精妙,效专力宏,许多效方广为后世临床所重。如补气以养血,以无形固有形,补中寓收敛之功的固本止崩汤之治疗血崩;大补脾胃之气,稍佐疏肝之品,俟脾气健则湿自消而自无白带之患的完带汤之治疗带下;产后忌大寒大热、妄补妄泻,而以温化立方,旨在使瘀去新生、寒散痛止的生化汤之对产后诸证的加减治疗。他如清经散、调肝汤、两地汤、健固汤、开郁种玉汤、

养精种玉汤、安奠二天汤等方至今为临床广泛使用。20世纪80~90年代通行于中医高等院校的《中医妇科学》五版教材共选方159首,其中选自《傅青主女科》19首,远多于《景岳全书》(13首)、《金匮要略方论》(12首)、《校注妇人良方》(7首)等其他医籍,《傅青主女科》在现代中医妇科的指导作用和地位可见一斑。

傅氏极重制方法度,药量配合精巧,药物炮制得当,全书所有方剂几乎均列有药物炮制要求,这对方剂配伍、中药炮制和制剂研究不无启示作用。

《傅青主女科》以其独树一帜的学术思想,辨识精当的辨证思路,独见新义且疗效卓著的制方用药,对中医临床特别是中医妇产科临床具有重要的指导意义。

三、如何学习和应用《傅青主女科》

1. 认真研读,于谙熟中体悟精要

《傅青主女科》篇幅不长,全书6万字余,粗读一遍较为容易,难的是多读多看、常读常看、细读细看、全面系统地学习。《傅青主女科》文字朴质,易读易看,然其中精要全赖个人体会。如书中诸方,补益药

与疏泄药用量甚殊,扶正补益之品用量极重,解郁疏泄之品用量甚轻,充分体现了傅氏重补益轻攻伐的学术思想;傅氏用药,配伍甚精,如山药配芡实一补一涩,红花配姜炭一行一止,车前子配白果一利一涩,当归配白芍一散一收等,无不寓至理深义而又极切临床实用。唯反复研读、谙熟于心,方可体悟其精旨。

2. 勤于临床,于验证中求索创新

《傅青主女科》的最大特点是切于临床,效验极佳,故学习研读的目的应放在临床实用上。书中对许多证候的分析,病机的辨识,组方的奥义,用药的精妙,无不需要在临证过程中加以体验、求证、发挥。勤于临床,善于在临床中创新,不断提高临床疗效,需要对《傅青主女科》学术经验的不断求索,也需要对理论—实践—再理论—再实践过程的不断重复。

3. 并蓄各家,于众长中发展学术

中医学术的发展,无不在众家的不断创新中,无不于临床的不断实践中。尽管《傅青主女科》临证经验丰富、切合临床实用,然毕竟一家之说,中医妇科的学术发展,需要兼容并蓄诸家之长。所以学习《傅青主女科》不可止于一书一人,更不可偏于一方一证。当今临床,疾病谱系已与300余年前的《傅青主女科》时代迥异,时、地、人、物、病的变化,需要集合诸家的辨证思路和方法,创新学术思想,适应临床需求。

需要指出的是,《傅青主女科》受时代所限,亦有其不足或不妥之处,如"鬼胎"等内容,书中诸证均无舌、脉的记述等,均需读者辨识之。

欧阳兵

2006 年 8 月

整理说明

《傅青主女科》是一部颇具临床价值的妇产科专著，又名《女科》《傅氏女科》《女科摘要》《女科仙方》。该书系明末清初著名文人兼医家傅山所著，成书于清康熙十二年(1673)。

《傅青主女科》全书2卷，上卷分带下、血崩、鬼胎、调经、种子5门，计38篇，39证，载41方；下卷分妊娠、小产、难产、正产、产后5门，计39篇，41证，载42方、2法。附《产后编》2卷，上卷载产后总论、产前后方症宜忌、产后诸症治法等；下卷载误破尿胞、淋、便数、泻、痢、呕逆、咳嗽、水肿、小腹痛、腰痛、阴痛、恶露、乳痈等证。另附补集。全书兼采众家，又多卓异，论述简要，辨证详明，理法严谨，药简方效，极切临床实用，是中医妇产科学中极具影响、不可或缺的重要参考文献。

《傅青主女科》自刊行以来，甚为后世所重，多次再版。现存最早版本为清道光七年丁亥(1827)太邑友文堂刻本，另有清道光八年(1828)祁尔诚重校刻本、清同治八年己巳(1869)湖北崇文书局刻本、清光绪十八年壬辰(1892 年)扫叶山房刻本、清光绪二十五年(1899)上海图书集成印书局铅印本、1957年上海商务印书馆铅印本等 60 余种版本。整理出版《傅青主女科》,对提高中医临床,特别是中医妇产科临床诊疗水平,发展中医学术具有重要的现实意义。

本次点校整理,主要做了以下工作:

一、本次点校,以清同治八年己巳(1869)湖北崇文书局刻本为底本,以清光绪十八年壬辰(1892)扫叶山房刻本为主校本,1959 年上海科学技术出版社铅印本等版本为参校本。

二、点校以对校、本校为主,他校为辅,慎用理校。底本与校本不一致,而显系底本错讹、脱漏、衍文、倒文者,即在原文中改正,不出校记。

三、原书异体字,除特殊情况外,均径改规范简体字,不出校记。

四、原书为繁体竖排,今改为简体横排。原书中之"右",均径改为"上",不出校记。

五、据考,原书中眉批系清道光八年(1828)祁尔诚重刻时的评注,为保留原貌,均以小号字排于有关方论之后,以示区别。原书《产后编》某些篇章后之按语,亦予以保留。

六、原书目录与正文标题有出入,以正文为准律齐,不出校记。

七、增设方剂笔画索引附于书后,以便读者查阅。

此次整理,得到山东中医药大学王春燕博士的支持和帮助,谨此致谢。

序

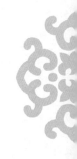

青主先生于明季时，以诸生伏阙上书，讼袁临侯冤事寻得白，当时义声动天下。《马文甬义士传》比之裴瑜、魏邵。国变后，隐居崛峒山中，四方仰望丰采。己未鸿词之荐，先生坚卧不赴。有司敦促就道，先生卒守介节，圣祖仁皇帝鉴其诚，降旨：傅山文学素著，念其年迈，从优加衔，以示恩荣。遂授内阁中书，听其回籍。盖其高尚之志，已久为圣天子所心重矣。而世之称者，乃盛传其字学与医术，不已细哉！字为六艺之一，先生固尝究心。若医者，先生所以晦迹而逃名者也。而名即随之，抑可奇矣。且夫医亦何可易言。自后汉张仲景创立方书以来，几二千年，专门名家，罕有穷其奥者。先生以余事及之，遽通乎神。余读《兼济堂文集》并《觚賸》诸书，记先生轶事。其诊疾也微而臧，其用方也奇而法，有非东垣、丹溪诸人所能及者。昔人称张仲景有神思而乏高韵，故以方术名。先生即擅高韵，又饶精思，贤者不可测如是耶。向闻先生有手著女科并产后书二册，未之见也，近得钞本于友人处。乙酉适世兄王奎章来省试，具道李子缉中贤。至丙戌冬，果寄资命付剞劂。甚德事也。故乐为序而行之，并述先生生平大节，及圣朝广大之典，不禁为之掩卷而三叹也。

道光丁亥夏五月丹崖张凤翔题

序

执成方而治病，古今之大患也。昔人云：用古方治今病，如拆旧屋盖新房，不经大匠之手，经营如何得宜。诚哉，是言！昔张仲景先生作《伤寒论》，立一百一十三方，言后世必有执其方以误人者甚矣，成方之不可执也。然则今之女科一书，何为而刻乎？此书为傅青主征君手著，其居心与仲景同，而立方与仲景异。何言之？仲景伤寒论杂症也，有五运六气之殊，有中表传里之异。或太阳、太阴不一其禀，或内伤、外感不一其原，或阳极似阴、阴极似阳不一其状，非精心辨证，因病制方，断不能易危就安，应手即愈。此书则不然，其方专为女科而设，其症则为妇女所同。带下血崩，调经种子，以及胎前、产后，人虽有虚实、寒热之分，而方则极平易、精详之至，故用之当时而效，传之后世而无不效。非若伤寒杂病，必待临症详审，化裁通变，始无贻误也。尝慨后世方书汗牛充栋，然或偏攻偏补，专于一家，主热主寒，坚执谬论，炫一己之才华，失古人之精奥。仲景而后，求其贯彻《灵》《素》，能收十全之效者，不数数觏。读征君此书，谈证不落古人窠臼，制方不失古人准绳。用药纯和，无一峻品；辨证详明，一目了然。病重者，十剂奏功；病浅者，数服立愈。较仲景之《伤寒论》，方虽不同，而济世之功则一也。此书晋省钞本甚伙，然多秘而不传，间有减去药味，错乱分量者，彼此参证，多不相符。兹不揣冒昧，详校而重刊之。窃愿家置一编，遇症翻检，照方煎服，必能立起沉疴，并登寿域。或亦济人利世之一端也夫。

道光十一年新正上元同里后学祁尔诚谨序

目录

女科上卷

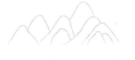

阳曲傅山青主手著

带　下

白带下　一

　　夫带下俱是湿症。而以"带"名者，因带脉不能约束，而有此病，故以名之。盖带脉通于任、督，任、督病而带脉始病。带脉者，所以约束胞胎之系也。带脉无力，则难以提系，必然胎胞不固。故曰：带弱则胎易坠，带伤则胎不牢。然而带脉之伤，非独跌闪挫气已也。或行房而放纵，或饮酒而颠狂，虽无疼痛之苦，而有暗耗之害，则气不能化经水，而反变为带病矣。故病带者，惟尼僧、寡妇、出嫁之女多有之，而在室女则少也。况加以脾气之虚，肝气之郁，湿气之侵，热气之逼，安得不成带下之病哉！故妇人有终年累月下流白物，如涕如唾，不能禁止，甚则臭秽者，所谓白带也。夫白带乃湿盛而火衰，肝郁而气弱，则脾土受伤，湿土之气下陷。是以脾精不守，不能化荣血以为经水，反变成白滑之物，由阴门直下，欲自禁而不可得也。治法宜大补脾胃之气，稍佐以舒肝之品，使风木不闭塞于地中，则地气自升腾于天上，脾气健而湿气消，自无白带之患矣。方用**完带汤**。

白术一两，土炒　山药一两，炒　人参二钱　白芍五钱，酒炒　车前子三钱，酒炒　苍术三钱，制　甘草一钱　陈皮五分　黑芥穗五分　柴胡六分

水煎服。二剂轻，四剂止，六剂则白带全愈。此方脾、胃、肝三经同治之法，寓补于散之中，寄消于升之内。开提肝木之气，则肝血不燥，何至下克脾土。补益脾土之元，则脾气不湿，何难分消水气。至于补脾而兼以补胃者，由里以及表也。脾非胃气之强，则脾之弱不能旺，是补胃正所以补脾耳。

妇科一门，最属难治。不难于用方，难于辨证也。五带症辨之极明，立方极善。倘用之不效者，必其人经水不调，须于调经、种子二门参酌，治之无不见效。即如白带症，倘服药不效，其人必经水过期，少腹急迫，宜服宽带汤。余宜类参。方见三十三。

青带下　二

妇人有带下而色青者，甚则绿如绿豆汁，稠粘不断，其气腥臭，所谓青带也。夫青带乃肝经之湿热。肝属木，木色属青，带下流如绿豆汁，明明是肝木之病矣。但肝木最喜水润，湿亦水之积，似湿非肝木之所

恶,何以竟成青带之症?不知水为肝木之所喜,而湿实肝木之所恶,以湿为土之气故也。以所恶者合之所喜必有违者矣。肝之性既违,则肝之气必逆。气欲上升,而湿欲下降,两相牵掣,以停住于中焦之间,而走于带脉,遂从阴器而出。其色青绿者,正以其乘肝木之气化也。逆轻者,热必轻而色青;逆重者,热必重而色绿。似乎治青易而治绿难,然而均无所难也。解肝木之火,利膀胱之水,则青绿之带病均去矣。方用**加减逍遥散**。

　　茯苓五钱　白芍酒炒,五钱　甘草生用,五钱　柴胡一钱　茵陈三钱　陈皮一钱　栀子三钱,炒

　　水煎服。二剂而色淡,四剂而青绿之带绝,不必过剂矣。夫逍遥散之立法也,乃解肝郁之药耳,何以治青带若斯其神与?盖湿热留于肝经,因肝气之郁也。郁则必逆,逍遥散最能解肝之郁与逆。郁逆之气既解,则湿热难留,而又益之以茵陈之利湿,栀子之清热,肝气得清,而青绿之带又何自来!此方之所以奇而效捷也。倘仅以利湿清热治青带,而置肝气于不问,安有止带之日哉!

　　脾土喜燥而恶湿,土病湿则木必乘之,木又为湿土之气所侮,故肝亦病。逍遥散减去当归,妙极。

黄带下 三

妇人有带下而色黄者,宛如黄茶浓汁,其气腥秽,所谓黄带是也。夫黄带乃任脉之湿热也。任脉本不能容水,湿气安得而入,而化为黄带乎? 不知带脉横生,通于任脉,任脉直上走于唇齿。唇齿之间,原有不断之泉,下贯于任脉以化精,使任脉无热气之绕,则口中之津液尽化为精,以入于肾矣。惟有热邪存于下焦之间,则津液不能化精,而反化湿也。夫湿者,土之气,实水之侵;热者,火之气,实木之生。水色本黑,火色本红,今湿与热合,欲化红而不能,欲返黑而不得,煎熬成汁,因变为黄色矣。此乃不从水火之化,而从湿化也。所以世之人有以黄带为脾之湿热,单去治脾而不得痊者,是不知真水、真火合成丹邪、元邪,绕于任脉、胞胎之间,而化此黔色也,单治脾何能痊乎! 法宜补任脉之虚,而清肾火之炎,则庶几矣。方用**易黄汤**。

丹邪、元邪四字未晰,拟易以真水真火为湿热之气所侵,绕于任脉,云云。较无语病。然原书究不可轻改,故仍之。按丹元指本体而言,湿热即水火不正之气,所以为邪合成者。如净银倾入铅铜,便不成正色矣。真水真火与邪混合为一则不但侵矣,所以色变。原书原无语病。

山药一两,炒　**芡实**一两,炒　**黄柏**二钱,盐水炒

车前子一钱,酒炒　白果十枚,碎

水煎。连服四剂,无不全愈。此不特治黄带方也,凡有带病者,均可治之。而治带之黄者,功更奇也。盖山药、芡实专补任脉之虚,又能利水,加白果引入任脉之中,更为便捷,所以奏功之速也。至于用黄柏清肾中之火也,肾与任脉相通以相济,解肾中之火,即解任脉之热矣。

凡带症多系脾湿。初病无热,但补脾土兼理冲任之气,其病自愈。若湿久生热,必得清肾火而湿始有去路,方用黄柏、车前子妙。山药、芡实尤能清热生津。

黑带下　四

妇人有带下而色黑者,甚则如黑豆汁,其气亦腥,所谓黑带也。夫黑带者,火热之极也。或疑火色本红,何以成黑?谓为下寒之极或有之。殊不知火极似水,乃假象也。其症必腹中疼痛,小便时如刀刺,阴门必发肿,面色必发红,日久必黄瘦,饮食必兼人,口中必热渴,饮以凉水,少觉宽快。此胃火太旺,与命门、膀胱、三焦之火合而煎熬,所以熬干而变为炭色,断是火热之极之变,而非少有寒气也。此等之症,不至发狂者,全赖肾水与肺金无病,其生生不息之气,润心济胃以救之耳。所以但成黑带之症,是火结于下而不炎于上也。治法惟以泄火为主，火热退而湿自除矣。方用**利火汤**。

大黄三钱　白术五钱，土炒　茯苓三钱　车前子三钱，酒炒　王不留行三钱　黄连三钱　栀子三钱，炒　知母二钱　石膏五钱，煅　刘寄奴三钱

水煎服。一剂小便疼止而通利，二剂黑带变为白，三剂白亦少减，再三剂全愈矣。或谓此方过于迅利，殊不知火盛之时，用不得依违之法，譬如救火之焚，而少为迁缓，则火势延燃，不尽不止。今用黄连、石膏、栀子、知母，一派寒凉之品，入于大黄之中，则迅速扫除，而又得王不留行与刘寄奴之利湿甚急，则湿与热俱无停住之机。佐白术以辅土，茯苓以渗湿，车前以利水，则火退水进，便成既济之卦矣。

病愈后当节饮食，戒辛热之物，调养脾土。若恃有此方，病发即服，必伤元气矣。慎之！

赤带下　五

妇人有带下而色红者，似血非血，淋沥不断，所谓赤带也。夫赤带亦湿病，湿是土之气，宜见黄白之色，今不见黄白而见赤者，火热故也。火色赤，故带下亦赤耳。惟是带脉系于腰脐之间，近乎至阴之地，不宜有火。而今见火症，岂其路通于命门，而命门之火出

而烧之耶？不知带脉通于肾，而肾气通于肝。妇人忧思伤脾，又加郁怒伤肝，于是肝经之郁火内炽，下克脾土，脾土不能运化，致湿热之气蕴于带脉之间。而肝不藏血，亦渗于带脉之内，皆由脾气受伤，运化无力，湿热之气随气下陷，同血俱下，所以似血非血之形象，现于其色也。其实血与湿不能两分，世人以赤带属之心火，误矣。治法须清肝火而扶脾气，则庶几可愈。方用**清肝止淋汤**。

白芍一两，醋炒　当归一两，酒洗　生地五钱，酒炒　阿胶三钱，白面炒　粉丹皮三钱　黄柏二钱　牛膝二钱　香附一钱，酒炒　红枣十个　小黑豆一两

水煎服。一剂少止，二剂又少止，四剂全愈，十剂不再发。此方但主补肝之血，全不利脾之湿者，以赤带之为病，火重而湿轻也。夫火之所以旺者，由于血之衰，补血即足以制火。且水与血合而成赤带之症，竟不能辨其是湿非湿，则湿亦尽化而为血矣。所以治血则湿亦除，又何必利湿之多事哉！此方之妙，妙在纯于治血，少加清火之味，故奏功独奇。倘一利其湿，反引火下行，转难遽效矣。或问曰：先生前言助其脾土之气，今但补其肝木之血何也？不知用芍药以平肝，则肝气得舒，肝气舒自不克土，脾不受克则脾土自旺，是平肝正所以扶脾耳。又何必加人参、白术之品，

以致累事哉！

不用参、术、苓，极妙。此症若误认为血漏，恐其久则成崩，用参、术、芪等药治之，多不见效，赤带反甚。若年逾四九，癸水将止，或频频见血，此崩症也。宜分别治之。

五带症古方极多，然有应有不应者，总属未得病原。此书揭透病原，故用无不效。

血　崩

血崩昏暗　六

妇人有一时血崩，两目黑暗，昏晕在地，不省人事者。人莫不谓火盛动血也，然此火非实火，乃虚火耳。世人一见血崩，往往用止涩之品，虽亦能取效于一时，但不用补阴之药，则虚火易于冲击，恐随止随发，以致经年累月不能全愈者有之。是止崩之药，不可独用，必须于补阴之中行止崩之法。方用固本止崩汤。

大熟地一两，九蒸　白术一两，土炒焦　黄芪三钱，生用　当归五钱，酒洗　黑姜二钱　人参三钱

水煎服。一剂崩止，十剂不再发。倘畏药味之重而减半，则力薄而不能止。方妙在全不去止血而惟补血，又不止补血而更补气，非惟补气而更补火。盖血崩而至于黑暗昏晕，则血已尽去，仅存一线之气，以为

护持。若不急补其气以生血，而先补其血而遗气，则有形之血恐不能遽生，而无形之气必且至尽散，此所以不先补血而先补气也。然单补气则血又不易生，单补血而不补火则血又必凝滞，而不能随气而速生。况黑姜引血归经，是补中又有收敛之妙，所以同补气补血之药并用之耳。

若血崩数日，血下数斗，六脉俱无，鼻中微微有息，不可遽服此方，恐气将脱不能受峻补也。有力者用辽人参（去芦）三钱煎成，冲贯众炭末一钱服之，待气息微旺，然后服此方，仍加贯众炭末一钱，无不见效。无力者用无灰黄酒冲贯众炭末三钱服之，待其气接神清始可服此方。人参以党参代之，临服亦加贯众炭末一钱冲入。

年老血崩　七

妇人有年老血崩者，其症亦与前血崩昏暗者同，人以为老妇之虚耳，谁知是不慎房帏之故乎。夫妇人至五十岁之外，天癸匮乏，原宜闭关守寨，不宜出阵战争。苟或适兴，不过草草了事，尚不至肾火大动。倘兴酣浪战，亦如少年之好合，鲜不血室大开，崩决而坠矣！方用加减当归补血汤。

当归一两，酒洗　黄芪一两，生用　三七根末三钱
桑叶十四片

水煎服。二剂而血少止，四剂不再发。然必须断欲始除根，若再犯色欲，未有不重病者也。夫补血汤乃气血两补之神剂，三七根乃止血之圣药，加入桑叶者，所以滋肾之阴，又有收敛之妙耳。但老妇阴精既亏，用此方以止其暂时之漏，实有奇功，而不可责其永远之绩者，以补精之味尚少也。服此四剂后，再增入：

白术五钱　熟地一两　山药四钱　麦冬三钱　北五味一钱

服百剂，则崩漏之根可尽除矣。

亦有孀妇年老血崩者，必系气冲血室，原方加杭芍炭三钱，贯众炭三钱，极效。

少妇血崩　八

有少妇甫娠三月，即便血崩，而胎亦随堕，人以为挫闪受伤而致，谁知是行房不慎之过哉。夫少妇行房，亦事之常耳，何使血崩？盖因元气衰弱，事难两愿，一经行房泄精，则妊娠无所依养，遂致崩而且堕。凡妇人之气衰，即不耐久战，若贪欢久战，则必泄精太甚，气每不能摄夫血矣。况气弱而又娠，再加以久战，内外之气皆动，而血又何能固哉！其崩而堕也，亦无怪其然也。治法自当以补气为主，而少佐以补血之品，斯为得之。方用固气汤。

人参一两　白术五钱，土炒　大熟地五钱，九蒸　当归三钱，酒洗　白茯苓二钱　甘草一钱　杜仲三钱，炒黑　山茱肉二钱，蒸　远志一钱，去心　五味子十粒，炒

水煎服。一剂而血止，连服十剂全愈。此方固气而兼补血。已去之血，可以速生，将脱之血，可以尽摄。凡气虚而崩漏者，此方最可通治，非仅治小产之崩。其最妙者，不去止血，而止血之味，含于补气之中也。

妊娠宜避房事，不避者纵幸不至崩，往往堕胎，即不堕胎，生子亦难养。慎之！戒之！

交感血出　九

妇人有一交合则流血不止者，虽不至于血崩之甚，而终年累月不得愈，未免血气两伤，久则恐有血枯经闭之忧。此等之病，成于经水正来之时，贪欢交合，精冲血管也。夫精冲血管，不过一时之伤，精出宜愈，何以久而流红？不知血管最娇嫩，断不可以精伤。凡妇人受孕，必于血管已净之时，方保无虞。倘经水正旺，彼欲涌出而精射之，则欲出之血反退而缩入，既不能受精而成胎，势必至集精而化血。交感之际，淫气触动其旧日之精，则两相感召，旧精欲出，而血亦随之而出。治法须通其胞胎之气，引旧日之集精外出，而

益之以补气补精之药，则血管之伤，可以补完矣。方用引精止血汤。

人参五钱　白术一两，土炒　茯苓三钱，去皮　熟地一两，九蒸　山萸肉五钱，蒸　黑姜一钱　黄柏五分　芥穗三钱　车前子三钱，酒炒

水煎。连服四剂愈，十剂不再发。此方用参、术以补气，用地、萸以补精，精气既旺，则血管流通。加入茯苓、车前以利水与窍，水利则血管亦利。又加黄柏为引，直入血管之中，而引凤精出于血管之外。芥穗引败血出于血管之内，黑姜以止血管之口。一方之中，实有调停曲折之妙，故能祛旧病而除沉疴。然必须慎房帏三月，破者始不至重伤，而补者始不至重损，否则不过取目前之效耳。其慎之哉，宜寡欲。

欲种子者，必待落红后，即三十时辰，两日半也。经来之时，数足三十时辰，便可入房。一日男，二日女，三日男，四日女，五日男，六日女，七日男，过七日即不能受孕矣。

郁结血崩　十

妇人有怀抱甚郁，口干舌渴，呕吐吞酸，而血下崩者。人皆以火治之，时而效，时而不效，其故何也？是不识为肝气之郁结也。夫肝主藏血，气结而血亦结，何以反至崩漏？盖肝之性急，气结则其急更甚，更急

则血不能藏,故崩不免也。治法宜以开郁为主。若徒开其郁,而不知平肝,则肝气大开,肝火更炽,而血亦不能止矣。方用平肝开郁止血汤。

白芍一两,醋炒　白术一两,土炒　当归一两,酒洗　丹皮三钱　三七根三钱,研末　生地三钱,酒炒　甘草二钱　黑芥穗二钱　柴胡一钱

水煎服。一剂呕吐止,二剂干渴除,四剂血崩愈。方中妙在白芍之平肝,柴胡之开郁,白术利腰脐,则血无积住之虞;荆芥通经络,则血有归还之乐。丹皮又清骨髓之热,生地复清脏腑之炎,当归、三七于补血之中以行止血之法,自然郁结散而血崩止矣。

此方入贯众炭三钱更妙。

闪跌血崩　十一

妇人有升高坠落,或闪挫受伤,以致恶血下流,有如血崩之状者。若以崩治,非徒无益而又害之也。盖此症之状,必手按之而疼痛,久之则面色萎黄,形容枯槁,乃是瘀血作祟,并非血崩可比。倘不知解瘀而用补涩,则瘀血内攻,疼无止时,反致新血不得生,旧血无由化,死不能悟,岂不可伤哉!治法须行血以去瘀,活血以止疼,则血自止而愈矣。方用逐瘀止血汤。

生地一两,酒炒　大黄三钱　赤芍三钱　丹皮一钱
当归尾五钱　枳壳五钱,炒　龟板三钱,醋炙　桃仁十
粒,泡,炒,研

水煎服。一剂疼轻,二剂疼止,三剂血亦全止,
不必再服矣。此方之妙,妙于活血之中,佐以下滞之
品,故逐瘀如扫,而止血如神。或疑跌闪升坠,是由外
而伤内,虽不比内伤之重,而既已血崩,则内之所伤,
亦不为轻,何以只治其瘀而不顾气也?殊不知跌闪升
坠,非由内伤以及外伤者可比。盖本实,不拨去其标
病可耳。故曰:急则治其标。

凡跌打损伤致唾血、呕血,皆宜如此治法。若血聚胃中,
宜加川厚朴一钱半(姜汁炒)。

血海太热血崩　十二

妇人有每行人道,经水即来,一如血崩。人以为
胞胎有伤,触之以动其血也。谁知是子宫血海因太
热而不固乎。夫子宫即在胞胎之下,而血海又在胞
胎之上。血海者,冲脉也。冲脉太寒而血即亏,冲脉
太热而血即沸。血崩之为病,正冲脉之太热也。然
既由冲脉之热,则应常崩而无有止时,何以行人道而
始来,果与肝木无恙耶?夫脾健则能摄血,肝平则能
藏血。人未入房之时,君相二火寂然不动,虽冲脉独

热,而血亦不至外驰。及有人道之感,则子宫大开,君相火动,以热招热,同气相求,翕然齐动,以鼓其精房,血海泛滥,有不能止遏之势,肝欲藏之而不能,脾欲摄之而不得,故经水随交感而至,若有声应之捷,是惟火之为病也。治法必须滋阴降火,以清血海而和子宫,则终身之病,可半载而除矣,然必绝欲三月而后可。方用清海丸。

大熟地一斤,九蒸　山萸十两,蒸　山药十两,炒　丹皮十两　北五味二两,炒　麦冬肉十两　白术一斤,土炒　白芍一斤,酒炒　龙骨二两　地骨皮十两　干桑叶一斤　元参一斤　沙参十两　石斛十两

上十四味,各为细末,合一处,炼蜜丸桐子大。早晚每服五钱,白滚水送下。半载全愈。此方补阴而无浮动之虑,缩血而无寒凉之苦。日计不足,月计有余,潜移默夺,子宫清凉,而血海自固。倘不揣其本而齐其末,徒以发灰、白矾、黄连炭、五倍子等药末,以外治其幽隐之处,山恐愈涩而愈流,终必至于败亡也。可不慎与!

凡血崩症,最宜绝欲避房。无奈少年人彼此贪欢,故服药往往不效。若三月后崩止病愈,而房事仍无节制,病必复作,久则成劳。慎之!

鬼　胎

妇人鬼胎　十三

妇人有腹似怀妊,终年不产,甚至二三年不生者,此鬼胎也。其人必面色黄瘦,肌肤消削,腹大如斗。厥所由来,必素与鬼交,或入神庙而兴云雨之思,或游山林而起交感之念,皆能召祟成胎。幸其人不至淫荡,见祟而有惊惶,遇合而生愧恶,则鬼祟不能久恋,一交媾即远去。然淫妖之气已结于腹,遂成鬼胎。其先尚未觉,迫后渐渐腹大,经水不行,内外相色,一如怀胎之状,有似血臌之形,其实是鬼胎而非臌也。治法必须以逐秽为主。然人至怀胎数年不产,即非鬼胎,亦必气血衰微。况此非真妊,则邪气必旺,正不敌邪,其虚弱之状,必有可揣。乌可纯用迅利之药以祛荡乎!必于补中逐之为的也。方用**荡鬼汤**。

人参一两　当归一两　大黄一两　雷丸三钱　川牛膝三钱　红花三钱　丹皮三钱　枳壳一钱　厚朴一钱小桃仁三十粒

水煎服。一剂腹必大鸣,可泻恶物半桶。再服一剂,又泻恶物而愈矣。断不可复用三剂也。盖虽补中用逐,未免迅利,多用恐伤损元气。此方用雷丸以祛秽,又得大黄之扫除,且佐以厚朴、红花、桃仁等味,皆善行善攻之品，何邪之尚能留腹中而不尽逐下也哉！尤妙在用参、归以补气血，则邪去而正不伤。若单用雷丸、大黄以迅下，必有气脱血崩之患矣。倘或知是鬼胎，如室女寡妇辈，邪气虽盛而真气未漓，可用岐天师亲传**红花霹雳散**：红花半斤、大黄五两、雷丸三两，水煎服，亦能下鬼胎。然未免太于迅利，过伤气血，不若荡鬼汤之有益无损为愈也。在人临症时斟酌而善用之耳。

鬼祟之事，儒者弗道，然城市乡曲往往有是症，不可不察。甚勿以此言为荒唐也。

室女鬼胎　十四

女子有在家未嫁，月经忽断，腹大如妊，面色乍赤乍白，六脉乍大乍小。人以为血结经闭也，谁知是灵鬼凭身乎！夫人之身正，则诸邪不敢侵；其身不正，则诸邪自来犯。或精神恍惚而梦里求亲，或眼目昏花而对面相狎，或假托亲属而暗处贪欢，或明言仙人而静地取乐，其始则惊诧为奇遇而不肯告人，其后则羞赧为淫亵而不敢告人。日久年深，腹大如斗，有如怀妊之状。一身之精血，仅足以供腹中之邪，则邪日旺而正日衰，势必至经闭而血枯。后欲导其经，而邪据其腹，则经亦难通。欲生其血而邪食其精，则血实难长。

医以为胎,而实非真胎。又以为瘕,而亦非瘕病。往往因循等待,非因羞愤而亡其生,即成劳瘵而终不起。至死不悟,不重可悲哉!治法似宜补正以祛邪,然邪不先祛,补正亦无益也。必须先祛邪而后补正,斯为得之。方用荡邪散。

此方阴隲大矣。见有因此病羞愤而踣于非命,劳疲而丧于妙年,深为可悯。若服此方不应,宜服桂香平胃散,无不见效。愈后宜调养气血,节饮食。肉桂(去粗皮)一钱,麝香一钱,以上二味共研细末,开水为丸如桐子大,空心开水下。服后半日时煎平胃散一剂服之。苍术(米泔炒)三钱,厚朴二钱(姜汁炒),广皮一钱,枳实二钱(土炒),全当归三钱(酒洗),川芎一钱(酒洗)。服后必下恶物。若不见下恶物,次日再服平胃散,不用桂香。

雷丸六钱　桃仁六十粒　当归一两　丹皮一两甘草四钱

水煎服。一剂必下恶物半桶,再服调正汤治之。

白术五钱　苍术五钱　茯苓三钱　陈皮一钱　贝母一钱　薏米五钱

水煎。连服四剂则脾胃之气转,而经水渐行矣。前方荡邪,后方补正,实有次第。或疑身怀鬼胎,必大伤其血,所以经闭。今既坠其鬼胎矣,自当大补其血,乃不补血而反补胃气,何故?盖鬼胎中人,其正气大虚可知，气虚则血必不能骤生，欲补血先补气，是补气而血自然生也。用二术以补胃阳，阳气旺则阴气难犯，尤善后之妙法也。倘重用补阴之品，则以阴招阴，吾恐鬼胎虽下，而鬼气未必不再侵，故必以补阳为上策，而血自随气而生也。

调　经

经水先期　十五

妇人有先期经来者，其经甚多，人以为血热之极也，谁知是肾中水火太旺乎。夫火太旺则血热，水太旺则血多，此有余之病，非不足之症也。似宜不药，有喜。但过于有余则子宫太热，亦难受孕，更恐有烁干男精之虑。过者损之，谓非既济之道乎！然而火不可任其有余，而水断不可使之不足。治之法但少清其热，不必泄其水也。方用清经散。

丹皮三钱　地骨皮五钱　白芍三钱，酒炒　大熟地三钱，九蒸　青蒿二钱　白茯苓一钱　黄柏五分，盐水浸炒

水煎服。二剂而火自平。此方虽是清火之品，然仍是滋水之味，火泄而水不与俱泄，损而益也。

妇科调经尤难，盖经调则无病，不调则百病丛生。治法

宜详察其病原,细审其所以不调之故,然后用药,始能见效。此书虽有先期、后期、无定期之分,然须与种子、带下门参看,临证时自有进境。

又有先期经来只一二点者,人以为血热之极也,谁知肾中火旺而阴水亏乎。夫同是先期之来,何以分虚实之异?盖妇人之经最难调,苟不分别细微,用药鲜克有效。先期者火气之冲,多寡者水气之验。故先期而来多者,火热而水有余也;先期而来少者,火热而水不足也。倘一见先期之来,俱以为有余之热,但泄火而不补水,或水火两泄之,有不更增其病者乎!治之法不必泄火,只专补水,水既足而火自消矣,亦既济之道也。方用**两地汤**。

大生地一两,酒炒　　元参一两　　白芍药五钱,酒炒
麦冬肉五钱　　地骨皮三钱　　阿胶三钱

水煎服。四剂而经调矣。此方之用地骨、生地,能清骨中之热。骨中之热,由于肾经之热,清其骨髓,则肾气自清,而又不损伤胃气,此治之巧也。况所用诸药,又纯是补水之味,水盛而火自平理也。此条与上条参观,断无误治先期之病矣。

经水后期　十六

妇人有经水后期而来多者,人以为血虚之病也,

谁知非血虚乎。盖后期之多少，实有不同，不可执一而论。盖后期而来少，血寒而不足；后期而来多，血寒而有余。夫经本于肾，而其流五脏六腑之血皆归之。故经来而诸经之血尽来附益，以经水行而门启不遑迅阖，诸经之血乘其隙而皆出也。但血既出矣，则成不足。治法宜于补中温散之，不得曰：后期者俱不足也。方用**温经摄血汤**。

大熟地一两，九蒸　白芍一两，酒炒　川芎五钱，酒洗　白术五钱，土炒　柴胡五分　五味子三分　肉桂五分，去粗，研　续断一钱

水煎服。三剂而经调矣。此方大补肝、肾、脾之精与血。加肉桂以祛其寒，柴胡以解其郁，是补中有散，而散不耗气；补中有泄，而泄不损阴，所以补之有益，而温之收功。此调经之妙药也，而摄血之仙丹也。凡经来后期者，俱可用。倘元气不足，加人参一二钱亦可。

经水先后无定期　十七

妇人有经来断续，或前或后无定期。人以为气血之虚也，谁知是肝气之郁结乎。夫经水出诸肾，而肝为肾之子，肝郁则肾亦郁矣。肾郁而气必不宣，前后之或断或续，正肾之或通或闭耳。或曰：肝气郁而肾

气不应，未必至于如此。殊不知子母关切，子病而母必有顾复之情，肝郁而肾不无缱绻之谊，肝气之或开或闭，即肾气之或去或留，相因而致，又何疑焉。治法宜舒肝之郁，即开肾之郁也。肝肾之郁既开，而经水自有一定之期矣。方用**定经汤**。

菟丝子一两，酒炒　白芍一两，酒炒　当归一两，酒洗　大熟地五钱，九蒸　山药五钱，炒　白茯苓三钱　芥穗二钱，炒黑　柴胡五分

水煎服。二剂而经水净，四剂而经期定矣。此方舒肝肾之气，非通经之药也；补肝肾之精，非利水之品也。肝肾之气舒而精通，肝肾之精旺而水利。不治之治，正妙于治也。

以上调经三条，辨论明晰，立方微妙，但恐临时或有外感、内伤不能见效。有外感者宜加苏叶一钱，有内伤者宜加神曲二钱（炒），有因肉食积滞者再加东山楂肉二钱（炒），临症须酌用之。若肝气郁抑又当以逍遥散为主，有热加栀炭、丹皮，即加味逍遥散。

经水数月一行　十八

妇人有数月一行经者，每以为常，亦无或先或后之异，亦无或多或少之殊。人莫不以为异，而不知非异也。盖无病之人，气血两不亏损耳。夫气血既不亏

损，何以数月而一行经也？妇人之中，亦有天生仙骨者，经水必一季一行。盖以季为数，而不以月为盈虚也。真气内藏，则坎中之真阳不损，倘加以炼形之法，一年之内，便易飞腾。无如世人不知，见经水不应月来，误认为病，妄用药饵，本无病而治之成病，是治反不如其不治也。山闻异人之教，特为阐扬，使世人见此等行经，不必妄行治疗，万勿疑为气血之不足，而轻一试也。虽然天生仙骨之妇人，世固不少。而嗜欲损夭之人，亦复甚多，又不可不立一疗救之方以辅之，方名**助仙丹**。

白茯苓五钱　陈皮五钱　白术三钱，土炒　白芍三钱，酒炒　山药三钱，炒　菟丝子二钱，酒炒　杜仲一钱，炒黑　甘草一钱

河水煎服。四剂而仍如其旧，不可再服也。此方平补之中，实有妙理。健脾益肾而不滞，解郁清痰而不泄，不损天然之气血，便是调经之大法，何得用他药以冀通经哉！

曾见妇人一年一行经，身健无恙。妊娠后反月月俱行经，或至五月至七月经止，不等。育男皆成，人或以为异，或亦仙骨之所致乎？亦造化令人不测耶！

年老经水复行　十九

妇人有年五十外，或六、七十岁忽然行经者，或下紫血块，或如红血淋。人或谓老妇行经，是还少之象，谁知是血崩之渐乎。夫妇人至七七之外，天癸已竭，又不服济阴补阳之药，如何能精满化经，一如少妇。然经不宜行而行者，乃肝不藏、脾不统之故也。非精过泄而动命门之火，即气郁甚而发龙雷之炎，二火交发，而血乃奔矣，有似行经而实非经也。此等之症，非大补肝脾之气血，而血安能骤止。方用**安老汤**。

人参一两　黄芪一两,生用　大熟地一两,九蒸　白术五钱,土炒　当归五钱,酒洗　山萸五钱,蒸　阿胶一钱,蛤粉炒　黑芥穗一钱　甘草一钱　香附五分,酒炒　木耳炭一钱

水煎服。一剂减，二剂尤减，四剂全减，十剂愈。此方补益肝脾之气，气足自能生血而摄血。尤妙大补肾水，水足而肝气自舒，肝舒而脾自得养，肝藏之而脾统之，又安有泄漏者，又何虑其血崩哉！

加贯众炭一钱，研细末，以药冲服尤妙。

经水忽来忽断时疼时止　二十

妇人有经水忽来忽断，时疼时止，寒热往来者。人以为血之凝也，谁知是肝气不舒乎。夫肝属木而藏

血，最恶风寒。妇人当行经之际，腠理大开，适逢风之吹，寒之袭，则肝气为之闭塞，而经水之道路亦随之而俱闭。由是腠理经络，各皆不宣，而寒热之作，由是而起。其气行于阳分则生热，其气行于阴分则生寒，然此犹感之轻者也。倘外感之风寒更甚，则内应之热气益深，往往有热入血室，而变为如狂之症，一似遇鬼之状者。若但往来寒热，是风寒未甚而热未深耳。治法宜补肝中之血，通其郁而散其风，则病随手而效。所谓治风先治血，血和风自灭。此其一也。方用**加味四物汤**。

大熟地一两，九蒸　白芍五钱，酒炒　当归五钱，酒洗　川芎三钱，酒洗　白术五钱，土炒　粉丹皮三钱　元胡一钱，酒炒　甘草一钱　柴胡一钱

水煎服。此方用四物以滋脾胃之阴血；用柴胡、白芍、丹皮以宣肝经之风郁；用甘草、白术、元胡以利腰脐而和腹疼，入于表里之间，通乎经络之内。用之得宜，自奏功如响也。

加荆芥穗（炒黑）一钱，尤妙。

经水未来腹先疼　二十一

妇人有经前腹疼数日，而后经水行者，其经来多是紫黑块。人以为寒极而然也，谁知是热极而火不化

乎。夫肝属木，其中有火，舒则通畅，郁则不扬。经欲行而肝不应，则抑拂其气而疼生。然经满则不能内藏，而肝中之郁火焚烧，内逼经出，则其火亦因之而怒泄。其紫黑者，水火两战之象也；其成块者，火煎成形之状也。经失其为经者，正郁火内夺其权耳。治法似宜大泄肝中之火。然泄肝之火，而不解肝之郁，则热之标可去，而热之本未除也，其何能益！方用宣郁通经汤。

白芍五钱，酒炒　当归五钱，酒洗　丹皮五钱　山栀子三钱，炒　白芥子二钱，炒，研　柴胡一钱　香附一钱，酒炒　川郁金一钱，醋炒　黄芩一钱，酒炒　生甘草一钱

水煎。连服四剂，下月断不先腹疼而后行经矣。此方补肝之血而解肝之郁，利肝之气而降肝之火，所以奏功之速。

行经后少腹疼痛　二十二

妇人有少腹疼于行经之后者，人以为气血之虚也，谁知是肾气之涸乎。夫经水者，乃天一之真水也，满则溢而虚则闭，亦其常耳。何以虚能作疼哉？盖肾水一虚，则水不能生木，而肝木必克脾土，木土相争，则气必逆，故尔作疼。治法必须以舒肝气为主，而益之以补肾之味，则水足而肝气益安，肝气安而逆气自

顺,又何疼痛之有哉!方用调肝汤。

山药五钱,炒　阿胶三钱,白面炒　当归三钱,酒洗
白芍三钱,酒炒　山萸肉三钱,蒸熟　巴戟一钱,盐水浸
甘草一钱

水煎服。此方平调肝气,既能转逆气,又善止郁
疼。经后之症,以此方调理最佳。不特治经后腹疼之
症也。

经前、经后腹痛二方极妙,不可加减。若有别症,亦宜此
方为主,另加药味治之。原方不可减去一味。

经前腹疼吐血　二十三

妇人有经未行之前一二日忽然腹疼而吐血。人
以为火热之极也,谁知是肝气之逆乎。夫肝之性最
急,宜顺而不宜逆。顺则气安,逆则气动。血随气为
行止,气安则血安,气动则血动,亦勿怪其然也。或谓
经逆在肾不在肝,何以随血妄行,竟至从口上出也,是
肝不藏血之故乎?抑肾不纳气而然乎?殊不知少阴
之火急如奔马,得肝火直冲而上,其势最捷,反经而为
血,亦至便也,正不必肝不藏血,始成吐血之症。但此
等吐血与各经之吐血有不同者,盖各经之吐血,由内
伤而成;经逆而吐血,乃内溢而激之使然也。其症有
绝异,而其气逆则一也。治法似宜平肝以顺气,而不

必益精以补肾矣。虽然经逆而吐血，虽不大损夫血，而反复颠倒，未免太伤肾气，必须于补肾之中，用顺气之法，始为得当。方用顺经汤。

当归五钱，酒洗　大熟地五钱，九蒸　白芍二钱，酒炒　丹皮五钱　白茯苓三钱　沙参三钱　黑芥穗三钱

水煎服。一剂而吐血止，二剂而经顺，十剂不再发。此方于补肾调经之中，而用引血归经之品，是和血之法，实寓顺气之法也。肝不逆而肾气自顺，肾气既顺，又何经逆之有哉！

妇人年壮吐血，往往有之，不可作劳症治。若认为劳症，必至肝气愈逆，非劳反成劳矣。方加茜草一钱，怀牛膝八分尤妙。

经水将来脐下先疼痛　二十四

妇人有经水将来三五日前而脐下作疼，状如刀刺者，或寒热交作，所下如黑豆汁，人莫不以为血热之极，谁知是下焦寒湿相争之故乎。夫寒湿乃邪气也。妇人有冲任之脉，居于下焦。冲为血海，任主胞胎，为血室，均喜正气相通，最恶邪气相犯。经水由二经而外出，而寒湿满二经而内乱，两相争而作疼痛。邪愈盛而正气日衰，寒气生浊，而下如豆汁之黑者，见北方寒水之象也。治法利其湿而温其寒，使冲任无邪气之

乱,脐下自无疼痛之疚矣。方用**温脐化湿汤**。

白术一两,土炒　白茯苓三钱　山药五钱,炒　巴戟肉五钱,盐水浸　扁豆炒,捣,三钱　白果十枚,捣碎　建莲子三十枚,不去心

水煎服。然必须经未来前十日服之。四剂而邪气去,经水调,兼可种子。此方君白术以利腰脐之气,用巴戟、白果以通任脉,扁豆、山药、莲子以卫冲脉,所以寒湿扫除而经水自调,可受妊矣。倘疑腹疼为热疾,妄用寒凉,则冲任虚冷,血海变为冰海,血室反成冰室,无论难于生育,而疼痛之止,又安有日哉!

冲任之气宜通不宜降,故化湿不用苍术、薏仁。余宜类参。

经水过多　二十五

妇人有经水过多,行后复行,面色萎黄,身体倦怠,而困乏愈甚者。人以为血热有余之故,谁知是血虚而不归经乎。夫血旺始经多,血虚当经缩,今日血虚而反经多,是何言与?殊不知血归于经,虽旺而经亦不多;血不归经,虽衰而经亦不少。世之人见经水过多,谓是血之旺也,此治之所以多错耳。倘经多果是血旺,自是健壮之体,须当一行即止,精力如常,何

至一行后而再行,而困乏无力耶? 惟经多是血之虚,故再行而不胜其困乏,血损精散,骨中髓空,所以不能色华于面也。治法宜大补血而引之归经,又安有行后复行之病哉! 方用加减四物汤。

大熟地一两,九蒸　白芍三钱,酒炒　当归五钱,酒洗　川芎二钱,酒洗　白术五钱,土炒　黑芥穗三钱　山萸三钱,蒸　续断一钱　甘草一钱

水煎服。四剂而血归经矣。十剂之后,加人参三钱,再服十剂,下月行经,适可而止矣。夫四物汤乃补血之神品。加白术、荆芥,补中有利;加山萸、续断,止中有行;加甘草以调和诸品,使之各得其宜。所以血足而归经,归经而血自静矣。

荆芥穗炭能引血归经。方妙极,不可轻易加减。

经前泄水　二十六

妇人有经未来之前,泄水三日,而后行经者。人以为血旺之故,谁知是脾气之虚乎。夫脾统血,脾虚则不能摄血矣。且脾属湿土,脾虚则土不实,土不实而湿更甚,所以经水将动,而脾先不固。脾经所统之血,欲流注于血海,而湿气乘之,所以先泄水而后行经也。调经之法,不在先治其水,而在先治其血。抑不在先治其血,而在先补其气。盖气旺而血自能生,

抑气旺而湿自能除,且气旺而经自能调矣。方用**健固汤**。

人参五钱　白茯苓三钱　白术一两,土炒　巴戟五钱,盐水浸　薏苡仁三钱,炒

水煎。连服十剂,经前不泄水矣。此方补脾气以固脾血,则血摄于气之中,脾气日盛,自能运化其湿,湿既化为乌有,自然经水调和,又何至经前泄水哉。

与胖人不孕参看,自得立方之妙。

经前大便下血　二十七

妇人有行经之前一日大便先出血者。人以为血崩之症,谁知是经流于大肠乎。夫大肠与行经之路,各有分别,何以能入乎其中?不知胞胎之系,上通心而下通肾,心肾不交,则胞胎之血两无所归,而心肾二经之气不来照摄,听其自便,所以血不走小肠而走大肠也。治法若单止大肠之血,则愈止而愈多。若击动三焦之气,则更拂乱而不可止。盖经水之妄行,原因心肾之不交,今不使水火之既济,而徒治其胞胎,则胞胎之气无所归,而血安有归经之日?故必大补其心与肾,使心肾之气交,而胞胎之气自不散,则大肠之血自不妄行,而经自顺矣。方用**顺经两安汤**。

当归五钱,酒洗　白芍五钱,酒炒　大熟地五钱,九蒸　山萸肉二钱,蒸　人参三钱　白术五钱,土炒　麦冬五钱,去心　黑芥穗二钱　巴戟肉一钱,盐水浸　升麻四分

水煎服。二剂大肠血止,而经从前阴出矣;三剂经止,而兼可受妊矣。此方乃大补心、肝、肾三经之药,全不去顾胞胎,而胞胎有所归者,以心肾之气交也。盖心肾虚则其气两分,心肾足则其气两合。心与肾不离,而胞胎之气听命于二经之摄,又安有妄动之形哉。然则心肾不交,补心肾可也,又何兼补夫肝木耶?不知肝乃肾之子、心之母也,补肝则肝气往来于心肾之间,自然上引心而下入于肾,下引肾而上入于心,不啻介绍之助也。此使心肾相交之一大法门,不特调经而然也,学者其深思诸。

若大便下血过多,精神短少,人愈消瘦,必系肝气不舒,久郁伤脾,脾伤不能统血,又当分别治之。方用补血汤:嫩黄芪二两(生熟各半),归身四钱(酒洗,炒黑),杭芍炭二钱,焦白术五钱(土炒),杜仲二钱(炒断丝),荆芥炭二钱,姜炭二钱,引用贯众炭一钱冲入服之,四剂必获愈,愈后减半再服二剂。经入大肠,必当行经之际而大便下血也,初病血虽错行,精神必照常,若脾不统血,精神即不能照常矣。用者辨之。

年未老经水断　二十八

经云：女子七七而天癸绝。有年未至七七而经水先断者。人以为血枯经闭也，谁知是心肝脾之气郁乎。使其血枯，安能久延于人世。医见其经水不行，妄谓之血枯耳。其实非血之枯，乃经之闭也。且经原非血也，乃天一之水，出自肾中，是至阴之精而有至阳之气，故其色赤红似血，而实非血，所以谓之天癸。世人以经为血，此千古之误，牢不可破。倘果是血，何不名之曰血水，而曰经水乎？古昔贤圣创乎经水之名者，原以水出于肾，乃癸干之化，故以名之。无如世人沿袭而不深思其旨，皆以血视之。然则经水早断，似乎肾水衰涸，吾以为心肝脾气之郁者。盖以肾水之生，原不由于心肝脾；而肾水之化，实有关于心肝脾。使水位之下无土气以承之，则水溢灭火，肾气不能化；火位之下无水气以承之，则火炎铄金，肾气无所生；木位之下无金气以承之，则木妄破土，肾气无以成。倘心肝脾有一经之郁，则其气不能入于肾中，肾之气即郁而不宣矣。况心肝脾俱郁，即肾气真足而无亏，尚有茹而难吐之势。矧肾气本虚，又何能盈满而化经水外泄耶！经曰：亢则害。此之谓也。此经之所以闭塞，有似乎血枯，而实非血枯耳。治法必须散心肝脾之郁，而大补其肾水，仍大补其心肝脾之气，则精溢而经水自通矣。方用**益经汤**。

　　大熟地一两,九蒸　　白术一两,土炒　　山药五钱,炒

当归五钱,酒洗　　白芍三钱,酒炒　　生枣仁三钱,捣碎

丹皮二钱　　沙参三钱　　柴胡一钱　　杜仲一钱,炒黑

人参二钱

　　水煎。连服八剂而经通矣,服三十剂而经不再闭,兼可受孕。此方心肝脾肾四经同治药也,妙在补以通之,散以开之。倘徒补则郁不开而生火,徒散则气益衰而耗精。设或用攻坚之剂,辛热之品,则非徒无益而又害之矣。

　　善医者,只用眼前纯和之品,而大病尽除。不善医者,立异矜奇,不惟无效,反致百病丛生。凡用药杂乱,假金石为上品者,戒之戒之!

种　子

身瘦不孕　二十九

　　妇人有瘦怯身躯,久不孕育,一交男子,即卧病终朝。人以为气虚之故,谁知是血虚之故乎。或谓血藏于肝,精涵于肾,交感乃泄肾之精,与血虚何与？殊不知肝气不开,则精不能泄,肾精既泄,则肝气亦不能舒。以肾为肝之母,母既泄精,不能分润以养其子,则

木燥乏水，而火且暗动以铄精，则肾愈虚矣。况瘦人多火，而又泄其精，则水益少而火益炽，水虽制火，而肾精空乏，无力以济，成火在水上之卦，所以倦怠而卧也。此等之妇，偏易动火。然此火因贪欲而出于肝木之中，又是偏燥之火，绝非真火也。且不交合则已，交合又偏易走泄，此阴虚火旺不能受孕。即偶尔受孕，必致逼干男子之精，随种而随消者有之。治法必须大补肾水而平肝木，水旺则血旺，血旺则火消，便成水在火上之卦。方用养精种玉汤。

大熟地一两，九蒸　当归五钱，酒洗　白芍五钱，酒洗　山萸肉五钱，蒸熟

水煎服。三月便可身健受孕，断可种子。此方之用，不特补血而纯于填精，精满则子宫易于摄精，血足则子宫易于容物，皆有子之道也。惟是贪欲者多，节欲者少，往往不验。服此者果能节欲三月，心静神清，自无不孕之理。否则不过身体健壮而已，勿咎方之不灵也。

服药三月后不受孕，仍照原方加杜仲二钱（炒断丝），续断二钱，白术五钱（土炒焦），云苓三钱，服数剂后必受孕。

胸满不思食不孕　三十

妇人有饮食少思，胸膈满闷，终日倦怠思睡，一经

房事，呻吟不已。人以为脾胃之气虚也，谁知是肾气不足乎。夫气宜升腾，不宜消降。升腾于上焦则脾胃易于分运，降陷于下焦则脾胃难于运化。人乏水谷之养，则精神自尔倦怠，脾胃之气可升而不可降也明甚。然则脾胃之气虽充于脾胃之中，实生于两肾之内。无肾中之水气，则胃之气不能腾；无肾中之火气，则脾之气不能化。惟有肾之水火二气，而脾胃之气始能升腾而不降也。然则补脾胃之气，可不急补肾中水火之气乎？治法必以补肾气为主，但补肾而不兼补脾胃之品，则肾之水火二气不能提于至阳之上也。方用**并提汤**。

大熟地一两，九蒸　巴戟一两，盐水浸　白术一两，土炒　人参五钱　黄芪五钱，生用　山萸肉三钱，蒸　枸杞二钱　柴胡五分

水煎服。三月而肾气大旺。再服一月，未有不能受孕者。此方补气之药多于补精，似乎以补脾胃为主矣。孰知脾胃健而生精自易，是脾胃之气与血，正所以补肾之精与水也。又益以补精之味，则阴气自足，阳气易升，自尔腾越于上焦矣。阳气不下陷，则无非大地阳春，随遇皆是化生之机，安有不受孕之理与！

胸满不孕，人每误为脾胃虚寒，不能克食。用扶脾消导之药，肾气愈虚，何能受孕。妙在立方不峻补肾火，所以不用

桂附等药，但专补肾气，使脾胃之气不复下陷，则带脉气充，胞胎气暖，自然受孕无难矣。

下部冰冷不孕 三十一

妇人有下身冰冷，非火不暖，交感之际，阴中绝无温热之气。人以为天分之薄也，谁知是胞胎寒之极乎！夫寒冰之地，不生草木；重阴之渊，不长鱼龙。今胞胎既寒，何能受孕。虽男子鼓勇力战，其精甚热，直射于子宫之内，而寒冰之气相逼，亦不过茹之于暂而不能不吐之于久也。夫犹是人也，此妇之胞胎，何以寒凉至此，岂非天分之薄乎？非也。盖胞胎居于心肾之间，上系于心而下系于肾。胞胎之寒凉，乃心肾二火之衰微也。故治胞胎者，必须补心肾二火而后可。方用温胞饮。

白术一两，土炒　巴戟一两，盐水浸　人参三钱　杜仲三钱，炒黑　菟丝子三钱，酒浸，炒　山药三钱，炒　芡实三钱，炒　肉桂三钱，去粗，研　附子二分，制　补骨脂二钱，盐水炒

水煎服。一月而胞胎热。此方之妙，补心而即补肾，温肾而即温心。心肾之气旺，则心肾之火自生。心肾之火生，则胞胎之寒自散。原因胞胎之寒，以至茹而即吐，而今胞胎既热矣，尚有施而不受者乎？若

改汤为丸，朝夕吞服，尤能摄精，断不至有伯道无儿之叹也。

今之种子者多喜服热药，不知此方特为胞胎寒者设，若胞胎有热则不宜服。审之。

胸满少食不孕　三十二

妇人有素性恬淡，饮食少则平和，多则难受，或作呕泄，胸膈胀满，久不受孕。人以为赋禀之薄也，谁知是脾胃虚寒乎。夫脾胃之虚寒，原因心肾之虚寒耳。盖胃土非心火不能生，脾土非肾火不能化。心肾之火衰，则脾胃失生化之权，即不能消水谷以化精微矣。既不能化水谷之精微，自无津液以灌溉于胞胎之中。欲胞胎有温暖之气以养胚胎，必不可得。纵然受胎，而带脉无力，亦必堕落。此脾胃虚寒之咎，故无玉麟之毓也。治法可不急温补其脾胃乎？然脾之母原在肾之命门，胃之母原在心之包络。欲温脾胃，必须补二经之火。盖母旺子必不弱，母热子必不寒，此子病治母之义也。方用温土毓麟汤。

巴戟一两，去心，酒浸　覆盆子一两，酒浸，蒸　白术五钱，土炒　人参三钱　怀山药五钱，炒　神曲一钱，炒

水煎服。一月可以种子矣。此方之妙，温补脾胃而又兼补命门与心包络之火。药味不多，而四经并

治。命门心包之火旺，则脾与胃无寒冷之虞。子母相顾，一家和合，自然饮食多而善化，气血旺而能任。带脉有力，不虞落胎，安有不玉麟之育哉！

少食不孕与胸满不思饮食有间，一补肾中之气，一补命门与心包络之火。药味不多，其君臣佐使之妙，宜细参之。

少腹急迫不孕 三十三

妇人有少腹之间自觉有紧迫之状，急而不舒，不能生育。此人人之所不识也，谁知是带脉之拘急乎。夫带脉系于腰脐之间，宜弛而不宜急。今带脉之急者，由于腰脐之气不利也。而腰脐之气不利者，由于脾胃之气不足也。脾胃气虚，则腰脐之气闭，腰脐之气闭，则带脉拘急。遂致牵动胞胎，精即直射于胞胎，胞胎亦暂能茹纳，而力难负载，必不能免小产之虞。况人多不能节欲，安得保其不坠乎？此带脉之急，所以不能生子也。治法宜宽其带脉之急。而带脉之急，不能遽宽也，宜利其腰脐之气。而腰脐之气，不能遽利也，必须大补其脾胃之气与血，而腰脐可利，带脉可宽，自不难于孕育矣。方用宽带汤。

白术一两，土炒　巴戟五钱，酒浸　补骨脂一钱，盐水炒　人参三钱　麦冬三钱，去心　杜仲三钱，炒黑　大熟地五钱，九蒸　肉苁蓉三钱，洗净　白芍三钱，酒炒

当归二钱,酒洗　五味三分,炒　建莲子二十粒,不去心

　　水煎服。四剂少腹无紧迫之状,服一月即受胎。此方之妙,脾胃两补,而又利其腰脐之气,自然带脉宽舒,可以载物而胜任矣。或疑方中用五味、白芍之酸收,不增带脉之急,而反得带脉之宽,殊不可解。岂知带脉之急,由于气血之虚,盖血虚则缩而不伸,气虚则挛而不达。用芍药之酸以平肝木,则肝不克脾。用五味之酸以生肾水,则肾能益带。似相妨而实相济也,何疑之有。

　　　　凡种子治法,不出带脉、胞胎二经。数言已泄造化之秘矣。

嫉妒不孕　三十四

　　妇人有怀抱素恶不能生子者,人以为天心厌之也,谁知是肝气郁结乎。夫妇人之有子也,必然心脉流利而滑,脾脉舒徐而和,肾脉旺大而鼓指,始称喜脉。未有三部脉郁而能生子者也。若三部脉郁,肝气必因之而更郁,肝气郁则心肾之脉必致郁之极而莫解。盖子母相依,郁必不喜,喜必不郁也。其郁而不能成胎者,以肝木不舒,必下克脾土而致塞。脾土之气塞,则腰脐之气必不利。腰脐之气不利,必不能通任脉而达带脉,则带脉之气亦塞矣。带脉之气既塞,则胞胎之门必闭,精即到门,亦不得其门而入矣。其

奈之何哉？治法必解四经之郁，以开胞胎之门，则几矣。方用开郁种玉汤。

白芍一两，酒炒　香附三钱，酒炒　当归五钱，酒洗　白术五钱，土炒　丹皮三钱，酒洗　茯苓三钱，去皮　花粉二钱

水煎服。一月则郁结之气开，郁开则无非喜气之盈腹，而嫉妒之心亦可以一易，自然两相合好，结胎于顷刻之间矣。此方之妙，解肝气之郁，宣脾气之困，而心肾之气亦因之俱舒，所以腰脐利而任带通达，不必启胞胎之门，而胞胎自启。不特治嫉妒者也。

方似平平无奇，然却能解妒种子，不可忽视。若怀娠而仍然嫉妒，必致血郁堕胎。即幸不堕胎，生子多不能成。方加解妒饮合煎之，可保无虞，必须变其性情始效。解妒饮：黍、谷各九十粒，麦（生用）、小黑豆各四十九粒（豆炒熟），高粱五十五粒。

肥胖不孕　三十五

妇人有身体肥胖，痰涎甚多，不能受孕者。人以为气虚之故，谁知是湿盛之故乎。夫湿从下受，乃言外邪之湿也。而肥胖之湿，实非外邪，乃脾土之内病也。然脾土既病，不能分化水谷以养四肢，宜其身躯瘦弱，何以能肥胖乎？不知湿盛者多肥胖，肥胖者多

气虚，气虚者多痰涎，外似健壮而内实虚损也。内虚则气必衰，气衰则不能行水，而湿停于肠胃之间，不能化精而化涎矣。夫脾本湿土，又因痰多，愈加其湿。脾不能受，必浸润于胞胎，日积月累，则胞胎竟变为汪洋之水窟矣。且肥胖之妇，内肉必满，遮隔子宫，不能受精，此必然之势也。况又加以水湿之盛，即男子甚健，阳精直达子宫，而其水势滔滔，泛滥可畏，亦遂化精成水矣，又何能成妊哉。治法必须以泄水化痰为主。然徒泄水化痰，而不急补脾胃之气，则阳气不旺，湿痰不去，人先病矣。乌望其茹而不吐乎！方用**加味补中益气汤**。

人参三钱　黄芪三钱,生用　柴胡一钱　当归三钱,酒洗　白术一两,土炒　升麻四分　陈皮五分　茯苓五钱　半夏三钱,制

水煎服。八剂痰涎尽消，再十剂水湿利，子宫涸出，易于受精而成孕矣。其在于昔，则如望洋观海；而至于今，则是马到成功也。快哉！此方之妙，妙在提脾气而升于上，作云作雨，则水湿反利于下行。助胃气而消于下，为津为液，则痰涎转易于上化。不必用消化之品以损其肥，而肥自无碍；不必用浚决之味以开其窍，而窍自能通。阳气充足，自能摄精，湿邪散除，自可受种。何肥胖不孕之足虑乎！

再十剂，后方加杜仲一钱半（炒断丝），续断钱半（炒），必受孕矣。

骨蒸夜热不孕　三十六

妇人有骨蒸夜热，遍体火焦，口干舌燥，咳嗽吐沫，难于生子者。人以为阴虚火动也，谁知是骨髓内热乎。夫寒阴之地固不生物，而干旱之田岂能长养？然而骨髓与胞胎何相关切，而骨髓之热，即能使人不嗣，此前贤之所未言者也。山一旦创言之，不几为世俗所骇乎。而要知不必骇也，此中实有其理焉。盖胞胎为五脏外之一脏耳，以其不阴不阳，所以不列于五脏之中。所谓不阴不阳者，以胞胎上系于心包，下系于命门。系心包者通于心，心者阳也；系命门者通于肾，肾者阴也。是阴之中有阳，阳之中有阴，所以通于变化。或生男或生女，俱从此出。然必阴阳协和，不偏不枯，始能变化生人，否则否矣。况胞胎既通于肾，而骨髓亦肾之所化也。骨髓热由于肾之热，肾热而胞胎亦不能不热。且胞胎非骨髓之养，则婴儿无以生骨。骨髓过热，则骨中空虚，惟存火烈之气，又何能成胎？治法必须清骨中之热。然骨热由于水亏，必补肾之阴，则骨热除，珠露有滴濡之喜矣。壮水之主，以制阳光，此之谓也。方用**清骨滋肾汤**。

地骨皮一两,酒洗　丹皮五钱　沙参五钱　麦冬五钱,去心　元参五钱,酒洗　五味子五分,炒,研　白术三钱,土炒　石斛二钱

水煎。连服三十剂而骨热解,再服六十剂自受孕。此方之妙,补肾中之精,凉骨中之热,不清胞胎而胞胎自无太热之患。然阴虚内热之人,原易受妊,今因骨髓过热,所以受精而变燥,以致难于育子,本非胞胎之不能受精。所以稍补其肾,以杀其火之有余,而益其水之不足,便易种子耳。

治骨髓热所以不用熟地,方极善。用者万勿加减。凡峻药病去七分即止,不必拘泥三十剂、六十剂之数。三元生人不一,余类推。

腰酸腹胀不孕　三十七

妇人有腰酸背楚,胸满腹胀,倦怠欲卧,百计求嗣不能如愿。人以为腰肾之虚也,谁知是任督之困乎。夫任脉行于前,督脉行于后,然皆从带脉之上下而行也。故任脉虚则带脉坠于前,督脉虚则带脉坠于后,虽胞胎受精亦必小产。况任督之脉既虚,而疝瘕之症必起。疝瘕碍胞胎而外障,则胞胎缩于疝瘕之内,往往精施而不能受。虽饵以玉燕,亦何益哉! 治法必须先去其疝瘕之病,而补其任督之脉,则提挈天

地，把握阴阳，呼吸精气，包裹成形，力足以胜任而无虞矣。外无所障，内有所容，安有不能生育之理！方用升带汤。

白术一两，土炒　人参三钱　沙参五钱　肉桂一钱，去粗，研　荸荠粉三钱　鳖甲三钱，炒　茯苓三钱　半夏一钱，制　神曲一钱，炒

水煎。连服三十剂，而任督之气旺。再服三十剂，而疝瘕之症除。此方利腰脐之气，正升补任督之气也。任督之气升，而疝瘕自有难容之势。况方中有肉桂以散寒，荸荠以祛积，鳖甲之攻坚，茯苓之利湿，有形自化于无形，满腹皆升腾之气矣。何至受精而再坠乎哉！

此方为有疝瘕而设，故用沙参、荸荠粉、鳖甲以破坚理气。若无疝瘕，去此三味加杜仲一钱半（炒黑），泽泻一钱半（炒），甘枸杞二钱，三味服之，腰酸腹胀自除矣。鳖甲破气，不可误服，惟有疝瘕与木郁者宜之。

便涩腹胀足浮肿不孕　三十八

妇人有小水艰涩，腹胀脚肿，不能受孕者。人以为小肠之热也，谁知是膀胱之气不化乎。夫膀胱原与胞胎相近，膀胱病而胞胎亦病矣。然水湿之气必走膀胱，而膀胱不能自化，必得肾气相通，始能化水，以出阴器。倘膀胱无肾气之通，则膀胱之气化不行，水湿

之气必且渗入胞胎之中，而成汪洋之势矣。汪洋之田，又何能生物也哉？治法必须壮肾气以分消胞胎之湿，益肾火以达化膀胱之水。使先天之本壮，则膀胱之气化；胞胎之湿除，而汪洋之田化成雨露之壤矣。水化则膀胱利，火旺则胞胎暖，安有布种而不发生者哉！方用化水种子汤。

巴戟一两，盐水浸　白术一两，土炒　茯苓五钱　人参三钱　菟丝子五钱，酒炒　芡实五钱，炒　车前二钱，酒炒　肉桂一钱，去粗，研

水煎服。二剂膀胱之气化，四剂艰涩之症除，又十剂虚胀脚肿之病形消。再服六十剂，肾气大旺，胞胎温暖易于受胎而生育矣。此方利膀胱之水，全在补肾中之气。暖胞胎之气，全在壮肾中之火。至于补肾之药，多是濡润之品，不以湿而益助其湿乎？然方中之药，妙于补肾之火，而非补肾之水，尤妙于补火而无燥烈之虞，利水而非荡涤之猛。所以膀胱气化，胞胎不湿，而发荣长养无穷与。

便涩、腹胀、足浮肿，此病极多。不惟不能受孕，抑且渐添杂症，久而不愈，甚有成劳瘵不治者。此方补水而不助湿，补火而使归原，善极，不可加减一味。若无好肉桂，以破故纸一钱（炒）代之。用核桃仁二个，（连皮烧黑去皮，用仁）作引。若用好肉桂，即可不用核桃引。

女科下卷

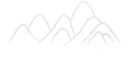

阳曲傅山青主手著

妊　娠

妊娠恶阻　三十九

妇人怀娠之后,恶心呕吐,思酸解渴,见食憎恶,困倦欲卧。人皆曰妊娠恶阻也,谁知肝血太燥乎。夫妇人受妊,本于肾气之旺也,肾旺是以摄精。然肾一受精而成娠,则肾水生胎,不暇化润于五脏。而肝为肾之子,日食母气以舒,一日无津液之养,则肝气迫索,而肾水不能应,则肝益急,肝急则火动而逆也。肝气既逆,是以呕吐恶心之症生焉。呕吐纵不至太甚,而其伤气则一也。气既受伤,则肝血愈耗。世人用四物汤治胎前诸症者,正以其能生肝之血也。然补肝以生血,未为不佳,但生血而不知生气,则脾胃衰微,不胜频呕,犹恐气虚则血不易生也。故于平肝补血之中,加以健脾开胃之品,以生阳气,则气能生血,尤益胎气耳。或疑气逆而用补气之药,不益助其逆乎? 不知妊娠恶阻,其逆不甚,且逆是因虚而逆,非因邪而逆也。因邪而逆者,助其气则逆增;因虚而逆者,补其气则逆转。况补气于补血之中,则阴足以制阳,又何虑其增逆乎。宜用顺肝益气汤。

亦有肝郁气滞,胸膈膨闷,见食不恶,不能多食,虽系妊娠而非恶阻,宜分别治之。后另有方。

人参一两　当归一两,酒洗　苏子一两,炒,研白术三钱,土炒　茯苓二钱　熟地五钱,九蒸　白芍三钱,酒炒　麦冬三钱,去心　陈皮三分　砂仁一粒,炒,研神曲一钱,炒

水煎服。一剂轻,二剂平,三剂全愈。此方平肝则肝逆除,补肾则肝燥息,补气则血易生。凡胎病而少带恶阻者,俱以此方投之无不安,最有益于胎妇,其功更胜于四物焉。

方极效。但苏子一两,疑是一钱之误。然国初上元生人,禀赋最壮,或非用一两不效。今当下元,用一钱可也,万不可用一两。**疏肝化滞汤**:全当归(酒洗)六钱,杭芍(酒炒)三钱,党参(去芦)三钱,白扁豆(去皮)四钱,云苓二钱,香附(炒焦)二钱,砂仁(炒,研)钱半,条芩(炒焦)八分,神曲(炒焦)钱半,广皮八分,薄荷六分,甘草五分。水煎服。

妊娠浮肿　四十

妊妇有至五个月,肢体倦怠,饮食无味,先两足肿,渐至遍身头面俱肿。人以为湿气使然也,谁知是

脾肺气虚乎。夫妊娠虽有按月养胎之分，其实不可拘于月数，总以健脾补肺为大纲。盖脾统血，肺主气，胎非血不荫，非气不生，脾健则血旺而荫胎，肺清则气旺而生子。苟肺衰则气馁，气馁则不能运气于皮肤矣；脾虚则血少，血少则不能运血于肢体矣。气与血两虚，脾与肺失职，所以饮食难消，精微不化，势必至气血下陷，不能升举，而湿邪即乘其所虚之处，积而成浮肿症，非由脾肺之气血虚而然耶。治法当补其脾之血与肺之气，不必祛湿，而湿自无不去之理。方用加减补中益气汤。

人参五钱　黄芪三钱,生用　柴胡一钱　甘草一分当归三钱,酒洗　白术五钱,土炒　茯苓一两　升麻三分陈皮三分

水煎服。四剂即愈，十剂不再犯。夫补中益气汤之立法也，原是升提脾肺之气似乎益气而不补血，然而血非气不生，是补气即所以生血。观当归补血汤用黄芪为君，则较著彰明矣。况湿气乘脾肺之虚而相犯，未便大补其血，恐阴太盛而招阴也。只补气而助以利湿之品，则气升而水尤易散，血亦随之而生矣。然则何以重用茯苓而至一两，不几以利湿为君乎？嗟！嗟！湿症而不以此药为君，将以何者为君乎？况重用茯苓于补气之中，虽曰渗湿，而仍是健脾清肺之

意。且凡利水之品，多是耗气之药，而茯苓与参术合，实补多于利，所以重用之以分湿邪，即以补气血耳。

白术一味，今多以苍术充之，凡白术伪者更多。白术补胎，苍术打胎，用者宜审。若恐其伪，以白扁豆、山药代之较妥。

妊娠少腹疼　四十一

妊娠小腹作疼，胎动不安，如有下堕之状。人只知带脉无力也，谁知是脾肾之亏乎。夫胞胎虽系于带脉，而带脉实关于脾肾。脾肾亏损，则带脉无力，胞胎即无以胜任矣。况人之脾肾亏损者，非饮食之过伤，即色欲之太甚。脾肾亏则带脉急，胞胎所以有下坠之状也。然则胞胎之系，通于心与肾，而不通于脾，补肾可也，何故补脾？然脾为后天，脾非先天之气不能化，肾非后天之气不能生，补肾而不补脾，则肾之精何以遽生也？是补后天之脾，正所以补先天之肾也；补先后二天之脾与肾，正所以固胞胎之气与血。脾肾可不均补乎！方用安奠二天汤。

人参一两，去芦　熟地一两，九蒸　白术一两，土炒　山药五钱，炒　炙草一钱　山萸五钱，蒸，去核　杜仲三钱，炒黑　枸杞二钱　扁豆五钱，炒，去皮

水煎服。一剂而疼止，二剂而胎安矣。夫胎动乃

脾肾双亏之症，非大用参、术、熟地补阴补阳之品，断不能挽回于顷刻。世人往往畏用参、术，或少用，以冀建功，所以寡效。此方正妙在多用也。

人参一两，无力者以党参代之。无上党参者，以嫩黄芪代之。

妊娠口干咽疼　四十二

妊娠三四个月，自觉口干舌燥，咽喉微痛，无津以润，以至胎动不安，甚则血流如经水。人以为火动之极也，谁知是水亏之甚乎。夫胎也者，本精与血之相结而成。逐月养胎，古人每分经络，其实均不离肾水之养。故肾水足而胎安，肾水亏而胎动。虽然肾水亏又何能动胎，必肾经之火动，而胎始不安耳。然而火之有余，仍是水之不足。所以火炎而胎必动，补水则胎自安，亦既济之义也。惟是肾水不能遽生，必须滋补肺金，金润则能生水，而水有逢源之乐矣。水既有本，则源泉混混矣，而火又何难制乎？再少加以清热之品，则胎自无不安矣。方用**润燥安胎汤**。

熟地一两，九蒸　生地三钱，酒炒　山萸肉五钱，蒸麦冬五钱，去心　五味一钱，炒　阿胶二钱，蛤粉炒　黄芩二钱，酒炒　益母二钱

水煎服。二剂而燥息，再二剂而胎安。连服十

剂,而胎不再动矣。此方专填肾中之精,而兼补肺。然补肺仍是补肾之意,故肾经不干燥,则火不能灼,胎焉有不安之理乎。

方极妙,用之立应。万不可因咽痛而加豆根、射干等药,亦不可因过润而加云苓。

妊娠吐泻腹疼　四十三

妊妇上吐下泻,胎动欲堕,腹疼难忍,急不可缓,此脾胃虚极而然也。夫脾胃之气虚,则胞胎无力,必有崩坠之虞。况又上吐下泻,则脾与胃之气,因吐泻而愈虚,欲胞胎之无恙也得乎。然胞胎疼痛而究不至下坠者,何也?全赖肾气之固也。胞胎系于肾而连于心,肾气固则交于心,其气通于胞胎,此胞胎之所以欲坠而不得也。且肾气能固,则阴火必来生脾;心气能通,则心火必来援胃。脾胃虽虚而未绝,则胞胎虽动而不堕,可不急救其脾胃乎!然脾胃当将绝而未绝之时,只救脾胃而难遽生,更宜补其心肾之火,使之生土,则两相接续,胎自固而安矣。方用援土固胎汤。

人参一两　白术二两,土炒　山药一两,炒　肉桂二钱,去粗,研　制附子五分　续断三钱　杜仲三钱,炒黑　山萸一两,蒸,去核　枸杞三钱　菟丝子三钱,酒炒　砂仁三粒,炒,研　炙草一钱水煎服。一剂而泄止，二剂而诸病尽愈矣。此方救脾胃之土十之八，救心肾之火十之二也。救火轻于救土者，岂以土欲绝而火未甚衰乎？非也。盖土崩非重剂不能援，火衰虽小剂而可助。热药多用，必有太燥之虞，不比温甘之品也。况胎动系土衰而非火弱，何用太热。妊娠忌桂附，是恐伤胎，岂可多用。小热之品计之以钱，大热之品计之以分者，不过用以引火，而非用以壮火也。其深思哉！

白术多伪，肉桂更无佳者。用者若有真药固妙，如无真药，白术以白扁豆代之，肉桂以破故纸代之。

妊娠子悬胁疼　四十四

妊娠有怀抱忧郁，以致胎动不安，两胁闷而疼痛，如弓上弦。人止知是子悬之病也，谁知是肝气不通乎。夫养胎半系于肾水，然非肝血相助，则肾水实有独力难支之势。故保胎必滋肾水，而肝血断不可不顾。使肝气不郁，则肝之气不闭，而肝之血必旺，自然灌溉胞胎，合肾水而并协养胎之力。今肝气因忧郁而闭塞，则胎无血荫，肾难独任，而胎安得不上升以觅食，此乃郁气使然也。莫认为子之欲自悬，而妄用泄子之品则得矣。治法宜开肝气之郁结，补肝血之燥干，则子悬自定矣。方用解郁汤。

人参一钱　白术五钱,土炒　白茯苓三钱　当归一两,酒洗　白芍一两,酒炒　枳壳五分,炒　砂仁三粒,炒,研　山栀子三钱,炒　薄荷二钱

水煎服。一剂而闷痛除,二剂而子悬定,至三剂而全安。去栀子,再多服数剂不复发。此乃平肝解郁之圣药,郁开则木不克土,肝平则火不妄动。方中又有健脾开胃之品,自然水精四布,而肝与肾有润泽之机,则胞胎自无干燥之患,又何虑上悬之不愈哉。

方加薏仁三四钱尤妙。

妊娠跌损　四十五

妊妇有失足跌损,致伤胎元,腹中疼痛,势如将堕者。人只知是外伤之为病也,谁知有内伤之故乎。凡人内无他症,胎元坚固,即或跌扑闪挫,依然无恙。惟内之气血素亏,故略有闪挫,胎便不安。若止作闪挫外伤治,断难奏功,且恐有因治而反堕者,可不慎欤! 必须大补气血,而少加以行瘀之品,则瘀散胎安矣。但大补气血之中,又宜补血之品多于补气之药,则无不得之。方用救损安胎汤。

当归一两,酒洗　白芍三钱,酒炒　生地一两,酒炒白术五钱,土炒　炙草一钱　人参一钱　苏木三钱,捣碎

乳香一钱，去油　　没药一钱，去油

　　水煎服。一剂而疼痛止，二剂而势不下坠矣，不必三剂也。此方之妙，妙在既能祛瘀而不伤胎，又能补气补血而不凝滞，固无通利之害，亦痊跌闪之伤。有益无损，大建奇功，即此方与。然不特治怀孕之闪挫也，即无娠闪挫，亦可用之。

　　即用寻常白术（土炒焦）最妙，以其能理气行血也。于白术味过甘，不能理气行血，用者知之。

妊娠小便下血病名胎漏　四十六

　　妊妇有胎不动腹不疼，而小便中时常有血流出者。人以为血虚胎漏也，谁知气虚不能摄血乎。夫血只能荫胎，而胎中之荫血，必赖气以卫之，气虚下陷，则荫胎之血亦随气而陷矣。然则气虚下陷，而血未尝虚，似不应与气同陷也。不知气乃血之卫，血赖气以固，气虚则血无凭依，无凭依必燥急，燥急必生邪热。血寒则静，血热则动，动则外出而莫能遏，又安得不下流乎。倘气不虚而血热，则必大崩，而不止些微之漏矣。治法宜补其气之不足，而泄其火之有余，则血不必止而自无不止矣。方用**助气补漏汤**。

　　人参一两　　白芍五钱，酒炒　　黄芩三钱，酒炒黑　　生地三钱，酒炒黑　　益母草一钱　　续断二钱　　甘草一钱水煎服。一剂而血止,二剂再不漏矣。此方用人参以补阳气,用黄芩以泄阴火。火泄则血不热而无欲动之机,气旺则血有依而无可漏之窍。气血俱旺而和协,自然归经而各安其所矣,又安有漏泄之患哉。

补血不用当归,妙!以当归之香燥也。

妊娠子鸣 四十七

妊妇怀胎至七八个月,忽然儿啼腹中,腰间隐隐作痛。人以为胎热之过也,谁知是气虚之故乎。夫儿之在胞胎也,全凭母气以化成。母呼儿亦呼,母吸儿亦吸,未尝有一刻之间断。至七八个月,则母气必虚矣。儿不能随母之气以为呼吸,必有迫不及待之势。母子原相依为命,子失母之气,则拂子之意而啼于腹中,似可异而究不必异。病名子鸣,气虚甚也。治宜大补其气,使母之气与子气和合,则子之意安而啼亦息矣。方用**扶气止啼汤**。

人参一两 黄芪一两,生用 麦冬一两,去心 当归五钱,酒洗 橘红五分 甘草一钱 花粉一钱

水煎服。一剂而啼即止,二剂不再啼。此方用人参、黄芪、麦冬以补肺气,使肺气旺则胞胎之气亦旺,胞胎之气旺,则胞中之子气有不随母之气以为呼吸

者,未之有也。

黄芪用嫩黄芪,不可用箭芪,箭芪系北口外首蓿根。

妊娠腰腹疼渴汗躁狂　四十八

妇人怀妊有口渴汗出,大饮冷水,而烦躁发狂,腰腹疼痛,以致胎欲堕者。人莫不谓火盛之极也,抑知是何经之火盛乎。此乃胃火炎炽,熬煎胞胎之水,以致胞胎之水涸,胎失所养,故动而不安耳。夫胃为水谷之海,多气多血之经,所以养五脏六腑者。盖万物皆生于土,土气厚而物始生,土气薄而物必死。然土气之所以能厚者,全赖火气之来生也;胃之能化水谷者,亦赖火气之能化也。今胃中有火,宜乎生土,何以火盛而反致害乎?不知无火难以生土,而火多又能烁水。虽土中有火,土不死,然亦必有水方不燥。使胃火太旺,必致烁干肾水,土中无水,则自润不足,又何以分润胞胎。土烁之极,火热炎蒸,犯心越神,儿胎受逼,安得不下坠乎。经所谓二阳之病发心脾者,正此义也。治法必须泄火滋水,使水气得旺,则火气自平,火平则汗狂躁渴自除矣。方用息焚安胎汤。

生地一两,酒炒　青蒿五钱　白术五钱,土炒　茯苓三钱　人参三钱　知母二钱　花粉二钱

水煎服。一剂而狂少平,二剂而狂大定,三剂而

火尽解,胎亦安矣。此方药料颇重,恐人虑不胜,而不敢全用,又不得不再为嘱之。怀胎而火胜若此,非大剂何以能斸,火不息则狂不止,而胎能安耶？况药料虽多,均是滋水之味,益而无损,勿过虑也。

原方不可加减。妊娠躁狂,每误有别症,不曰痰甚,即云时疾传经,而置妊娠于不问。误服多药,数月不愈。甚有打去胎而以顾大人性命为名者,更属糊涂之极！

妊娠中恶　四十九

妇人怀子在身,痰多吐涎,偶遇鬼神祟恶,忽然腹中疼痛,胎向上顶。人疑为子悬之病也,谁知是中恶而胎不安乎。大凡不正之气,最易伤胎。故有孕之妇,断不宜入庙烧香与僻静阴寒之地,如古洞幽岩,皆不可登。盖邪祟多在神宇潜踪,幽阴岩洞亦其往来游戏之所,触之最易相犯,不可不深戒也。况孕妇又多痰饮,眼目易眩,目一眩如有妄见,此招祟之因痰而起也。人云怪病每起于痰,其信然与。治法似宜以治痰为主,然治痰必至耗气,气虚而痰难消化,胎必动摇。必须补气以生血,补血以活痰,再加以清痰之品,则气血不亏,痰亦易化矣。方用**消恶安胎汤**。

当归一两,酒洗　　白芍一两,酒炒　　白术五钱,土炒
茯苓五钱　　人参三钱　　甘草一钱　　陈皮五分　　花粉三钱

苏叶一钱　沉香一钱,研末

此方大补气血,辅正邪自除之义也。

辅正逐邪,方极平正。如此可知,用金石之药以化痰者,皆矜奇立异,欲速取效,不知暗耗人之真气。戒之!

妊娠多怒堕胎　五十

妇人有怀妊之后,未至成形,或已成形,其胎必堕。人皆曰气血衰微,不能固胎也,谁知是性急怒多,肝火大动而不静乎。夫肝本藏血,肝怒则不藏,不藏则血难固。盖肝虽属木,而木中实寄龙雷之火,所谓相火是也。相火宜静不宜动,静则安,动则炽。况木中之火,又易动而难静。人生无日无动之时,即无日非动火之时。大怒则火益动矣,火动而不可止遏,则火势飞扬,不能生气养胎,而反食气伤精矣。精伤则胎无所养,势必下坠而不已。经所谓少火生气,壮火食气,正此义也。治法宜平其肝中之火,利其腰脐之气,使气生夫血而血清其火,则庶几矣。方用**利气泄火汤**。

人参三钱　白术一两,土炒　甘草一钱　熟地五钱,九蒸　当归三钱,酒洗　白芍五钱,酒炒　芡实三钱,炒　黄芩二钱,酒炒

水煎服。六十剂而胎不坠矣。此方名虽利气,而

实补气也。然补气而不加以泄火之品，则气旺而火不能平，必反害其气也。故加黄芩于补气之中以泄火，又有熟地、归、芍以滋肝而壮水之主，则血不燥而气得和，怒气息而火自平，不必利气而气无不利，即无往而不利矣。

性急怒多而不用舒肝药者，以其有胎娠故也。经云：胎病则母病，胎安则母病自愈。所以妊娠一门总以补气、养血、安胎为主，则万病自除矣。

小　产

行房小产　五十一

妊妇因行房颠狂，遂致小产，血崩不止。人以为火动之极也，谁知是气脱之故乎。大凡妇人之怀妊也，赖肾水以荫胎。水源不足，则火易沸腾。加以久战不已，则火必大动，再至兴酣颠狂，精必大泄。精大泄则肾水益涸，而龙雷相火益炽。水火两病，胎不能固而堕矣。胎堕而火犹未息，故血随火而崩下，有不可止遏之势。人谓火动之极，亦未为大误也。但血崩本于气虚，火盛本于水亏。肾水既亏，则气之生源涸矣。气源既涸，而气有不脱者乎？此火动是标，而气脱是本也。经云：治病必求其本。本固而标自立矣。

若只以止血为主，而不急固其气，则气散不能速回，而血何由止。不大补其精，则水涸不能遽长，而火且益炽，不揣其本，而齐其末，山未见有能济者也。方用**固气填精汤**。

人参一两　黄芪一两，生用　白术五钱，土炒　大熟地一两，九蒸　当归五钱，酒洗　三七三钱，研末，冲　芥穗二钱，炒黑

水煎服。一剂而血止，二剂而身安，四剂则全愈。此方之妙，妙在不去清火，而惟补气补精。其奏功独神者，以诸药温润，能除大热也。盖热是虚，故补气自能摄血，补精自能止血，意在本也。

小产血崩，多由行房而致。若年逾四十，参、芪宜倍用，熟地宜减半用，以其气虚火衰也，否则每令气脱不救。凡有妊娠者，须忍欲谨避房事，万勿自蹈危途。慎之！

跌闪小产　五十二

妊妇有跌扑闪挫，遂致小产，血流紫块，昏晕欲绝者。人皆曰瘀血作祟也，谁知是血室损伤乎。夫血室与胞胎相连，如唇齿之相依。胞胎有伤，则血室亦损，唇亡齿寒，理有必然也。然胞胎伤损而流血者，其伤浅；血室伤损而流血者，其伤深。伤之浅者疼在腹，伤之深者晕在心。同一跌扑损伤，而未小产与已小产，

治各不同。未小产而胎不安者，宜顾其胎，而不可轻去其血；已小产而血大崩，宜散其瘀，而不可重伤其气。盖胎已堕，血既脱，而血室空虚，惟气存耳。倘或再伤其气，安保无气脱之忧乎。经云：血为营，气为卫。使卫有不固，则营无依而安矣。故必补气以生血，新血生而瘀血自散矣。方用理气散瘀汤。

人参一两　黄芪一两，生用　当归五钱，酒洗　茯苓三钱　红花一钱　丹皮三钱　姜炭五钱

水煎服。一剂而流血止，二剂而昏晕除，三剂而全安矣。此方用人参、黄芪以补气，气旺则血可摄也；用当归、丹皮以生血，血生则瘀难留也；用红花、黑姜以活血，血活则晕可除也；用茯苓以利水，水利则血易归经也。

胎未堕宜加杜仲（炒炭）一钱，续断（炒黑）一钱。若胎已堕服原方。血崩不止，加贯众炭三钱；若血闭心晕，加元胡炭一钱。

大便干结小产　五十三

妊妇有口渴烦躁，舌上生疮，两唇肿裂，大便干结，数日不得通，以致腹疼小产者。人皆曰大肠之火热也，谁知是血热烁胎乎。夫血所以养胎也，温和则胎受其益，太热则胎受其损。如其热久烁之，则儿在

胞胎之中若有探汤之苦，难以存活，则必外越下奔，以避炎气之逼迫，欲其胎之不坠也得乎。然则血荫乎胎，则血必虚耗。血者阴也，虚则阳亢，亢则害矣。且血乃阴水所化，血日荫胎，取给刻不容缓。而火炽阴水不能速生以化血，所以阴虚火动。阴中无非火气，血中亦无非火气矣。两火相合，焚逼胎儿，此胎之气以下坠也。治法宜清胞中之火，补肾中之精则可已矣。或疑儿已下坠，何故再顾其胞？血不荫胎，何必大补其水？殊不知火动之极，以致胎坠，则胞中纯是一团火气，此火乃虚火也。实火可泄，而虚火宜于补中清之，则虚火易散，而真火可生。倘一味清凉以降火，全不顾胞胎之虚实，势必至寒气逼人，胃中生气萧索矣。胃乃二阳，资养五脏者也。胃阳不生，何以化精微以生阴水乎。有不变为劳瘵者几希矣。方用**加减四物汤**。

熟地五钱，九蒸　白芍三钱，生用　当归一两，酒洗川芎一钱　山栀子一钱，炒　山萸二钱，蒸，去核　山药三钱，炒　丹皮三钱，炒

水煎服。四五剂而愈矣。丹皮性极凉血，产后用之，最防阴凝之害。慎之。

此方加条芩二钱尤妙。

畏寒腹疼小产　五十四

妊妇有畏寒腹疼,因而堕胎者。人只知下部太寒也,谁知是气虚不能摄胎乎。夫人生于火,亦养于火,非气不充,气旺则火旺,气衰则火衰。人之所以坐胎者,受父母先天之真火也。先天之真火,即先天之真气以成之。故胎成于气,亦摄于气,气旺则胎牢,气衰则胎堕。胎日加长,而气日加衰,安得不堕哉!况又遇寒气外侵,则内之火气更微,火气微则长养无资,此胎之不能不堕也。使当其腹疼之时,即用人参、干姜之类补气祛寒,则可以疼止而胎安。无如人拘于妊娠之药禁而不敢用,因致堕胎,而仅存几微之气,不急救气,尚有何法?方用黄芪补气汤。

黄芪二两,生用　当归一两,酒洗　肉桂五分,去粗皮,研

肉桂须用好的,如无佳者,用炮姜代之,或一钱二钱皆可,不可只用五分。

水煎服。五剂愈矣。倘认定是寒,大用辛热,全不补气与血,恐过于燥热,反致亡阳而变危矣。

大怒小产　五十五

妊妇有大怒之后,忽然腹疼吐血,因而堕胎,及胎堕之后,腹疼仍未止者。人以为肝之怒火未退也,

谁知是血不归经而然乎。夫肝所以藏血者也，大怒则血不能藏，宜失血而不当堕胎，何为失血而胎亦随堕乎？不知肝性最急，血门不闭，其血直捣于胞胎。胞胎之系，通于心肾之间，肝血来冲，必断绝心肾之路。胎因心肾之路断，胞胎失水火之养，所以堕也。胎既堕矣，而腹疼如故者，盖因心肾未接，欲续无计，彼此痛伤肝气，欲归于心而心不受，欲归于肾而肾不纳，故血犹未静而疼无已也。治法宜引肝之血，仍入于肝，而腹疼自已矣。然徒引肝之血而不平肝之气，则气逆而不易转，即血逆而不易归也。方用**引气归血汤**。

白芍五钱,酒炒　当归五钱,酒洗　白术三钱,土炒
甘草一钱　黑芥穗三钱　丹皮三钱　姜炭五分　香附五分,酒炒　麦冬三钱,去心　郁金一钱,醋炒

水煎服。此方名为引气，其实仍是引血也。引血亦所以引气，气归于肝之中，血亦归于肝之内。气血两归，而腹疼自止矣。

产后忌用白芍，因其酸寒也。胎堕后用白芍五钱，惟上元生人可。若下元生人，万不可用。必不得已而用之，将白芍炒炭用三钱可也。余药如法制。

难　产

血虚难产　五十六

妊娠有腹疼数日，不能生产。人皆曰气虚力弱，不能送子出产门，谁知是血虚胶滞，胞中无血，儿难转身乎。夫胎之成，成于肾脏之精；而胎之养，养于五脏六腑之血。故血旺则子易生，血衰则子难产。所以临产之前，宜用补血之药。补血而血不能遽生，必更兼补气以生之。然不可纯补其气也，恐阳过于旺，则血仍不足。偏胜之害，必有升而无降，亦难产之渐也。防微杜渐，其惟气血兼补乎。使气血并旺，则气能推送，而血足以济之，是汪洋之中自不难转身也，又何有胶滞之患乎？方用送子丹。

生黄芪一两　当归一两,酒洗　麦冬一两,去心　熟地五钱,酒蒸　川芎三钱

方妙。若头产交骨不开，加炙龟板尾三钱，生过子妇人顶心发三钱（洗净，用新瓦一个，置火上焙发成灰），入药同煎服下，即效。

水煎服。二剂而生矣，且无横生倒产之患。此补血补气之药也，二者相较，补血之味多于补气之品。盖补气止用黄芪一味，其余无非补血之品，血旺气得

所养,气生血得所依,胞胎润泽,自然易产。譬如舟遇水浅之处,虽大用人力,终难推行,忽逢春水泛滥,舟自跃跃欲行,再得顺风以送之,有不扬帆而迅行者乎。

交骨不开难产　五十七

妊妇有儿到产门,竟不能下,此危急存亡之时也。人以为胞胎先破,水干不能滑利也,谁知是交骨不开之故乎。盖产门之上,原有骨二块,两相斗合,名曰交骨。未产之前,其骨自合,若天衣之无缝;临产之际,其骨自开,如开门之见山。妇人儿门之肉,原自斜生,皮亦横长,实可宽可窄、可大可小者也。苟非交骨连络,则儿门必然大开,可以手入探取胞胎矣。此交骨为儿门之下关,实妇人锁钥之键。此骨不闭,则肠可直下;此骨不开,则儿难降生。然而交骨之能开能合者,气血主之也。血旺而气衰,则儿虽向下而儿门不开;气旺而血衰,则儿门可开而儿难向下。是气所以开交骨,血所以转儿身也。欲生产之顺利,非大补气血不可。然交骨之闭甚易,而交骨之开甚难。临产交骨不开者,多由于产前贪欲,泄精大甚,精泄则气血失生化之本,而大亏矣。气血亏则无以运润于儿门,而交骨粘滞不开矣。故欲交骨之开,必须于补气补血之中,而加开骨之品。两相合治,自无不开之患。不必催生,而儿自迅下,母子俱无恙矣。方用**降子汤**。

当归一两　人参五钱　川芎五钱　红花一钱　川牛膝三钱　柞木枝一两

水煎服。一剂儿门必响亮一声,交骨开解,而儿乃降生矣。此方用人参以补气,芎、归以补血,红花以活血,牛膝以降下,柞木枝以开关解骨,君臣佐使同心协力,所以取效如神,在用开于补之中也。然单用柞木枝亦能开骨,但不补气与血,恐开而难合,未免有下部中风之患,不若此方之能开能合之为神妙也。至于儿未临门之时,万不可先用柞木以开其门。然用降子汤亦正无妨,以其能补气血耳。若欲单用柞木,必须候到门而后可。

方为子已临门救急而设。若子未临门,血虚难产,宜服前送子丹,不可遽服此方。

脚手先下难产　五十八

妊妇生产之际,有脚先下而儿不得下者,有手先下而儿不得下者。人以为横生倒产,至危之症也,谁知是气血两虚之故乎。夫儿在胞胎之中,儿身正坐,男面向后,女面向前。及至生时,头必旋转而向下生,此天地造化之奇,非人力所能勉强者。虽然先天与后天原并行而不悖,天机之动,必得人力以济之。所谓人力者,非产母用力之谓也,谓产母之气与血耳。产母之气血足,则胎必顺;产母之气血亏,则胎必逆。顺则易生,逆则难产。气血既亏,母身必弱,子在胞中亦必弱。胎弱无力,欲转头向下而不能,此胎之所以有脚手先下者也。当是之时,急用针刺儿之手足,则儿必痛而缩入。急用**转天汤**以救顺之。

人参二两 当归二两,酒洗 川芎一两 川牛膝三钱 升麻四分 附子一分,制

水煎服。一剂而儿转身矣,再二剂自然顺生。此方之妙,用人参以补气之亏,用芎、归以补血之亏,人人皆知其义。若用升麻,又用牛膝、附子,恐人未识其妙也。盖儿已身斜,非用提挈则头不易转。然转其身,非用下行则身不易降。升麻、牛膝并用,而又用附子者,欲其无经不达,使气血迅速以催生也。

若服三剂后,以针刺儿手足仍不转身,以针刺产妇合骨穴,儿即下。万不可使稳婆用手探取,以致子母俱危。戒之!

气逆难产 五十九

妇人有生产数日而胎不下者,服催生之药,皆不见效。人以为交骨之难开也,谁知是气逆不行而然乎。夫交骨不开,固是难产,然儿头到产门而不能下

者，方是交骨不开之故，自当用开骨之剂。若儿头尚未到产门，乃气逆不行，儿身难转，非交骨不开之故也。若开其交骨，则儿门大开，儿头未转而向下，必致变症非常，是儿门万万不可轻开也。大凡生产之时，切忌坐草太早。若儿未转头，原难骤生，乃早于坐草，产妇见儿许久不下，未免心怀恐惧。恐则神怯，怯则气下而不能升，气既不升，则上焦闭塞，而气乃逆矣。上气既逆，而上焦必胀满，而气益难行，气沮滞于上下之间，不利气而徒催生，则气愈逆而胎愈闭矣。治法但利其气，儿自转身而下矣。方用舒气散。

人参一两　当归一两，酒洗　川芎五钱　白芍五钱，酒炒　紫苏梗三钱　牛膝二钱　陈皮一钱　柴胡八分葱白七寸

水煎服。一剂而逆气转，儿即下矣。此方利气而实补气。盖气逆由于气虚，气虚易于恐惧。补其气而恐惧自定，恐惧定而气逆者将莫知其何以定也，何必开交骨之多事乎哉！

凡临产二日前，必先腹痛一小次，名曰试痛。此时万忽坐草临盆，但将包儿诸物预备现成，不可早叫稳婆来。过三日后，腹若大痛，方叫稳婆来。不可令产妇见面，暂让别室静待，不可高言。盖稳婆名曰收生，使其两手接收，不欲儿堕地受伤，非稳婆别有妙法也。若稳婆来之，即令产妇见

面,彼必胡言乱语,用力太早,必致难产,百变丛生。戒之!
慎之!

子死产门难产　六十

　　妇人有生产三四日,儿已到产门,交骨不开,儿不得下,子死而母未亡者。服开骨之药不验,当有死亡之危。今幸而不死者,正因其子死而胞胎下坠,子母离开,母气已收,未至同子气俱绝也。治但救其母,而不必顾其子矣。然死子在产门,塞其下口,有致母死之患。宜用推送之法,补血以生水,补气以生血,使气血两旺,死子可出,而存母命也。倘徒用降子之剂以坠之,则死子未必下,而母气先脱矣,非救援之善者也。山亲见此等之症,常用**救母丹**,活人颇多。故志之。

　　人参一两　当归二两,酒洗　川芎一两　益母草一两　赤石脂一钱　芥穗三钱,炒黑

　　水煎服。一剂而死子下矣。此方用芎、归以补血,人参以补气。气旺血旺,则上能升而下能降,气能推而血能送。况益母草又善下死胎,石脂能下瘀血,自然一涌而出,无少阻滞矣。

　　方妙。不可加减。

子死腹中难产　六十一

妇人有生产六七日,胞衣已破而子不见下。人以为难产之故也。谁知是子已死于腹中乎。夫儿死于儿门之边易辨,而死于腹中难识。盖儿已到产门之边,未死者头必能伸能缩,已死者必然不动,即以手推之,亦必不动如故。若系未死,用手少拔其儿之发,儿必退入,故曰易辨。若儿死在腹中,何从而知之?然实有可辨而知之者。凡子死腹中而母可救者,产母之面必无煤黑之气,是子死而母无死气也;子死腹中而母难救,产母之面必有烟熏之气,是子死而母亦无生机也。以此辨死生,断断不爽也。既知儿死腹中,不能用药以降之,危道也。若用霸道以泄之,亦危道也。盖生产至六七日,其母之气必甚困乏,乌能胜霸道之治?如用霸道以强逐其死子,恐死子下而母亦立亡矣。必须仍补其母,使母之气血旺,而死子自下也。方用**疗儿散**。

　人参一两　当归二两,酒洗　川牛膝五钱　鬼臼三钱,研,水飞　乳香二钱,去油

　水煎服。一剂死子下而母生矣。凡儿之降生,必先转其头。原因其母气血之虚,以致儿不能转头以向下。世人用催生之药,以耗儿之气血,则儿之气不能通达,反致闭闷而死于腹中,此实庸医杀之也。所

以难产之疾，断断不可用催生之药，只宜补气补血，以壮其母，而全活婴儿之命，正无穷也。此方救儿死之母，仍大补气血，所以救其本也。谁知救本即所以催生哉。

下死胎不用厚朴，妙。曾有产妇面黑舌青，用补气、养血、活血之药，而子母复得皆全者，亦万中之一。幸也。

正　产

正产胞衣不下　六十二

产妇有儿已下地，而胞衣留滞于腹中，二三日不下，心烦意躁，时欲昏晕。人以为胞衣之蒂未断也，谁知是血少干枯，粘连于腹中乎。世人见胞衣不下，未免心怀疑惧，恐其冲之于心，而有死亡之兆，然而胞衣究何能上冲于心也。但胞衣不下，瘀血未免难行，恐有血晕之虞耳。治法仍宜大补其气血，使生血以送胞衣，则胎衣自然润滑，润滑则易下；生气以助生血，则血生自然迅速，尤易催堕也。方用**送胞汤**。

当归二两，酒洗　川芎五钱　益母草一两　乳香一两，不去油　没药一两，不去油　芥穗三钱，炒黑　麝香五厘，研，另冲

水煎服。立下。此方以芎、归补其气血，以荆芥

引血归经,用益母、乳香等药逐瘀而下胞衣。新血既生,则旧血难存;气旺上升,而瘀浊自降,尚有留滞之苦哉。夫胞衣是包儿之一物,非依于子,即依于母。子生而不随子俱下,以子之不可依也,故留滞于腹,若有回顺其母之心。母胞虽已生子,而其蒂间之气原未遽绝,所以留连欲脱而未脱,往往有存腹六七日不下,而竟不腐烂者,正以其尚有生气也。可见胞衣留腹,不能杀人,补之而自降耳。或谓胞衣既有生气,补气补血,则胞衣亦宜坚牢,何以补之而反降也? 不知子未下,补则益于子;子已下,补则益于母。益子而胞衣之气连,益母而胞衣之气脱。此胞胎之气关,通则两合,闭则两开矣。故大补气血而胞衣反降也。

有妇人子下地五六日,而胞衣留于腹中,百计治之,竟不能下,而又绝无昏晕烦躁之状。人以为瘀血之粘连也,谁知是气虚不能推送乎。夫瘀血在腹,断无不作祟之理,有则必然发晕。今安然无恙,是血已净矣。血净宜清气升而浊气降,今胞衣不下,是清气下降而难升,遂至浊气上浮而难降。然浊气上升,又必有烦躁之病。今亦安然者,是清浊之气两不能升也。然则补其气不无浊气之上升乎? 不知清升而浊降者,一定之理,未有清升而浊亦升者也。苟能于补气之中，仍分其清浊之气，则升清正所以降浊也。方用补中益气汤。

人参三钱　生黄芪一两　柴胡三分　炙草一分当归五钱　白术五分,土炒　升麻三分　陈皮二分　莱菔子五分,炒,研

方极效。

水煎服。一剂而胞衣自下矣。夫补中益气汤乃提气之药也，并非推送之剂，何以能降胞衣如此之速也？然而浊气之不降者，由于清气之不升也。提其气则清升而浊降，浊气降则腹中所存之物，即无不随浊气而尽降，正不必再用推送之法也。况又加莱菔子数分，能理浊气，不至两相扞格，所以奏功之奇也。

正产气虚血晕　六十三

妇人甫产儿后，忽然眼目昏花，呕恶欲吐，中心无主，或神魂外越，恍若天上行云。人以为恶血冲心之患也，谁知是气虚欲脱而然乎。盖新产之妇，血必尽倾，血室空虚，止存几微之气。倘其人阳气素虚，不能生血，心中之血，前已荫胎，胎堕而心中之血亦随胎而俱堕，心无血养，所赖者几微之气以固之耳。今气又虚而欲脱，而君心无护，所剩残血欲奔回救主，而血

非正血，不能归经，内庭变乱而成血晕之症矣。治法必须大补气血，断不可单治血晕也。或疑血晕是热血上冲，而更补其血，不愈助其上冲之势乎？不知新血不生，旧血不散，补血以生新血，正活血以逐旧血也。然血有形之物，难以速生。气乃无形之物，易于迅发。补气以生血，尤易于补血以生血耳。方用补气解晕汤。

人参一两　生黄芪一两　当归一两，不酒洗　黑芥穗三钱　姜炭一钱

水煎服。一剂而晕止，二剂而心定，三剂而血生，四剂而血旺，再不晕矣。此乃解晕之圣药，用参、芪以补气，使气壮而生血也；用当归以补血，使血旺而养气也。气血两旺，而心自定矣。用荆芥炭引血归经，用姜炭以行瘀引阳，瘀血去而正血归，不必解晕而晕自解矣。一方之中，药止五味，而其奏功之奇而大如此，其神矣乎。

原方极效，不可加减。

正产血晕不语　六十四

产妇有子方下地，即昏晕不语，此气血两脱也。本在不救，然救之得法，亦有能生者。山得岐天师秘诀，何敢隐而不宣乎？当斯之时，急用银针刺其眉心，

得血出则语矣。然后以人参一两，煎汤灌之，无不生者。即用黄芪二两，当归一两，名**当归补血汤**，煎汤一碗灌之亦得生。万不可于二方之中，轻加附子。盖附子无经不达，反引气血之药，走而不守，不能专注于胞胎，不若人参、归、芪直救其气血之绝，聚而不散也。盖产妇昏晕，全是血室空虚，无以养心，以致昏晕。舌为心之苗，心既无主，而舌又安能出声耶？夫眉心之穴，上通于脑，下通于舌，而其系则连于心，刺其眉心，则脑与舌俱通，而心之清气上升，则瘀血自然下降矣。然后以参、芪、当归之能补气生血者，煎汤灌之，则气与血接续，又何至于死亡乎。虽单用参、芪、当归，亦有能生者，然终不若先刺眉心之为更妙。世人但知灸眉心之法，不知刺更胜于灸，盖灸法缓而刺法急，缓则难于救绝，急则易于回生。所谓急则治其标，缓则治其本者，此也。

正产败血攻心晕狂　六十五

妇人有产后二三日，发热，恶露不行，败血攻心，狂言呼叫，甚欲奔走，拿提不定。人以为邪热在胃之过，谁知是血虚心不得养而然乎。夫产后之血，尽随胞胎而外越，则血室空虚，脏腑皆无血养，只有心中之血，尚存几微，以护心君。而脏腑失其所养，皆欲取给于心，心包为心君之宰相，拦绝各脏腑之气，不许入心，始得心神安静，是护心者全藉心包之力也。使心包亦虚，不能障心，而各脏腑之气遂直入于心，以分取乎心血。心包情急，既不能内顾其君，又不能外御乎众，于是大声疾呼，号鸣勤王，而其迹象反近于狂悖，有无可如何之势，故病状似热而实非热也。治法须大补心中之血，使各脏腑分取以自养，不得再扰乎心君，则心君泰然，而心包亦安矣。方用**安心汤**。

当归二两　川芎一两　生地五钱,炒　丹皮五钱,炒 生蒲黄二钱　干荷叶一片,引

水煎服。一剂而狂定,恶露亦下矣。此方用芎、归以养血,何以又用生地、丹皮之凉血,似非产后所宜。不知恶露所以奔心,原因虚热相犯,于补中凉之,而凉不为害。况益之以荷叶,七窍相通,引邪外出,不惟内不害心,且佐蒲黄以分解乎恶露也。但只可暂用以定狂,不可多用以取咎也。谨之！ 慎之！

服药后狂定,宜服**加味生化汤**:当归(酒洗)一两一钱,川芎三钱,桃仁钱半(研),荆芥穗(炒炭)一钱,丹皮钱半。服四剂妙。

正产肠下　六十六

产妇肠下,亦危症也。人以为儿门不关之故,谁知是气虚下陷而不能收乎。夫气虚下陷,自宜用升提之药,以提其气。然新产之妇,恐有瘀血在腹,一旦提气,并瘀血升腾于上,则冲心之患,又恐变出非常,是气又不可竟提也。气既不可竟提,而气又下陷,将用何法以治之哉?盖气之下陷者,因气之虚也,但补其气,则气旺而肠自升举矣。惟是补气之药少,则气力薄而难以上升,必须以多为贵,则阳旺力强,断不能降而不升矣。方用补气升肠饮。

人参一两,去芦　生黄芪一两　当归一两,酒洗　白术五钱,土炒　川芎三钱,酒洗　升麻一分

水煎服。一剂而肠升矣。此方纯于补气,全不去升肠,即如用升麻一分,亦不过引气而升耳。盖升麻之为用,少则气升,多则血升也,不可不知。又方用蓖麻仁四十九粒,捣涂顶心以提之,肠升即刻洗去,时久则恐吐血,此亦升肠之一法也。

生产有子未下肠先下者,名盘肠生,勿遽服此方。急取一净盆,用开水洗热,将肠置于盆内,静待勿惧,子下后肠即徐徐收回。若时久盆与肠俱冷,不能速收,急用开水一盆,待温以入得手为度,将温水倾于置肠盆内,肠热气充,即可收起矣。若子先下,急服此方,少迟恐气脱不救。

产　后

产后少腹疼　六十七

妇人产后少腹疼痛,甚则结成一块,按之愈疼。人以为儿枕之疼也,谁知是瘀血作祟乎。夫儿枕者,前人谓儿头枕之物也。儿枕之不疼,岂儿生不枕而反疼,是非儿枕可知矣。既非儿枕,何故作疼?乃是瘀血未散,结作成团而作疼耳。凡此等症,多是壮健之妇,血有余而非血不足也,似乎可用破血之药。然血活则瘀自除,血结则瘀作祟,若不补血而反败血,虽瘀血可消,毕竟耗损难免。不若于补血之中,以行逐瘀之法,则气血不耗,而瘀亦尽消矣。方用散结定疼汤。

当归一两,酒洗　川芎五钱,酒洗　丹皮二钱,炒　益母草三钱　黑芥穗二钱　乳香一钱,去油　山楂十粒,炒黑　桃仁七粒,泡,去皮尖,炒,研

水煎服。一剂而疼止而愈,不必再剂也。此方逐瘀于补血之中,消块于生血之内,妙在不专攻疼病而疼病止。彼世人一见儿枕之疼,动用元胡、苏木、蒲黄、灵脂之类以化块,又何足论哉。

妇人产后少腹疼痛,按之即止。人亦以为儿枕之疼也,谁知是血虚而然乎。夫产后亡血过多,血室

空虚,原能腹疼,十妇九然。但疼有虚实之分,不可不辨。如燥糠触体光景,是虚疼而非实疼也。大凡虚疼宜补,而产后之虚疼,尤宜补焉。惟是血虚之疼,必须用补血之药。而补血之味,多是润滑之品,恐与大肠不无相碍。然产后血虚,肠多干燥,润滑正相宜也,何碍之有?方用**肠宁汤**。

当归一两,酒洗　熟地一两,九蒸　人参三钱　麦冬三钱,去心　阿胶三钱,蛤粉炒　山药三钱,炒　续断二钱甘草一钱　肉桂二分,去粗,研

水煎服。一剂而疼轻,二剂而疼止,多服更宜。此方补气补血之药也,然补气而无太郁之忧,补血而无太滞之患。气血既生,不必止疼而疼自止矣。

产后气喘　六十八

妇人产后气喘,最是大危之症,苟不急治,立刻死亡。人只知是气血之虚也,谁知是气血两脱乎。夫既气血两脱,人将立死,何又能作喘?然此血将脱,而气犹未脱也。血将脱而气欲挽之,而反上喘。如人救溺,援之而力不胜,又不肯自安于不救,乃召号同志以求助,故呼声而喘作。其症虽危,而可救处正在能作喘也。盖肺主气,喘则肺气似盛而实衰。当是之时,血将脱而万难骤生,望肺气之相救甚急,若赤子之望

慈母然。而肺因血失，止存几微之气，自顾尚且不暇，又何能提挈乎血，气不与血俱脱者几希矣。是救血必须补气也。方用**救脱活母汤**。

人参二两　当归一两，酒洗　熟地一两，九蒸　枸杞子五钱　山萸五钱，蒸，去核　麦冬一两，去心　阿胶二钱，蛤粉炒　肉桂一钱，去粗，研　黑芥穗二钱

水煎服。一剂而喘轻，二剂而喘减，三剂而喘定，四剂而全愈矣。此方用人参以接续元阳，然徒补其气而不补其血，则阳燥而狂，虽回生于一时，亦旋得旋失之道。即补血而不补其肝肾之精，则本原不固，阳气又安得续乎。所以又用熟地、山萸、枸杞之类，以大补其肝肾之精，而后大益其肺气，则肺气健旺，升提有力矣。特虑新产之后，用补阴之药，腻滞不行，又加肉桂以补命门之火，使火气有根，助人参以生气，且能运化地黄之类，以化精生血。若过于助阳，万一血随阳动，瘀而上行，亦非保全之策。更加荆芥以引血归经，则肺气安而喘速定。治几其神乎。

方妙，不可加减。

产后恶寒身颤　六十九

妇人产后恶寒恶心，身体颤，发热作渴。人以为产后伤寒也，谁知是气血两虚，正不敌邪而然乎。大

凡人之气不虚,则邪断难入。产妇失血既多,则气必大虚,气虚则皮毛无卫,邪原易入,正不必户外之风来袭体也,即一举一动,风即可乘虚而入之。然产后之妇,风易入而亦易出,凡有外邪之感,俱不必祛风。况产妇之恶寒者,寒由内生也;发热者,热由内弱也;身颤者,颤由气虚也。治其内寒,而外寒自散;治其内弱,而外热自解;壮其元阳,而身颤自除。方用十全大补汤。

人参三钱　白术三钱,土炒　茯苓三钱,去皮　甘草一钱,炙　川芎一钱,酒洗　当归三钱,酒洗　熟地五钱,九蒸　白芍二钱,酒炒　黄芪一两,生用　肉桂一钱,去粗,研

水煎服。一剂而诸病悉愈。此方但补气与血之虚,而不去散风与邪之实,正以正足而邪自除也,况原无邪气乎。所以奏功之捷也。

宜连服数剂,不可只服一剂。

产后恶心呕吐　七十

妇人产后恶心欲呕,时而作吐。人皆曰胃气之寒也,谁知是肾气之寒乎。夫胃为肾之关,胃之气寒,则胃气不能行于肾之中;肾之气寒,则肾气亦不能行于胃之内。是肾与胃不可分而两之也。惟是产后失血

过多,必致肾水干涸,肾水涸应肾火上炎,当不至胃有寒冷之虞,何故肾寒而胃亦寒乎?盖新产之余,水乃遽然涸去,虚火尚不能生,火既不生,而寒之象自现。治法宜补其肾中之火。然火无水济,则火在水上,未必不成火动阴虚之症。必须于水中补火,肾中温胃,而后肾无太热之患,胃有既济之欢也。方用**温肾止呕汤**。

熟地五钱,九蒸 巴戟一两,盐水浸 人参三钱 白术一两,土炒 山萸五钱,蒸,去核 炮姜一钱 茯苓二钱,去皮 白蔻一粒,研 橘红五分,姜汁洗

水煎服。一剂而呕吐止,二剂而不再发,四剂而全愈矣。此方补肾之药多于治胃之品,然而治肾仍是治胃也。所以肾气升腾而胃寒自解,不必用大热之剂,温胃而祛寒也。

服此方必待恶露尽后。若初产一二日之内,恶心欲呕,乃恶露上冲,宜服**加味生化汤**:全当归一两(酒洗),川芎二钱,炮姜一钱,东楂炭二钱,桃仁一钱(研),用无灰黄酒一盅,水三盅同煎。

产后血崩 七十一

少妇产后半月,血崩昏晕,目见鬼神。人皆曰恶血冲心也,谁知是不慎房帏之过乎。夫产后业逾半

月，虽不比初产之二三日，而气血初生，尚未全复，即血路已净，而胞胎之损伤未痊，断不可轻于一试，以重伤其门户。无奈少娇之妇，气血初复，不知慎养，欲心大动，贪合图欢，以致血崩昏晕，目见鬼神，是心肾两伤，不特胞胎门户已也。明明是既犯色戒，又加酣战，以致大泄其精，精泄而神亦随之而欲脱。此等之症，乃自作之孽，多不可活。然于不可活之中，而思一急救之法。舍大补其气与血，别无良法也。方用**救败求生汤**。

人参二两　　当归二两，酒洗　　白术二两，土炒　　九蒸熟地一两　　山萸五钱，蒸　　山药五钱，炒　　枣仁五钱，生用　　附子一分或一钱，自制

水煎服。一剂而神定，二剂而晕止，三剂而血亦止矣。倘一服见效，连服三四剂，减去一半，再服十剂，可庆更生。此方补气以回元阳于无何有之乡，阳回而气回，自可摄血以归神，生精而续命矣。

亦有中气素虚，产后顷刻血崩不止，气亦随之而脱。此至危之证，十常不救者八九，惟用独参汤尚可救活一二。辽人参（去芦）五钱，打碎，急煎，迟则气脱不及待矣。煎成，徐徐灌之，待气回再煎一服灌之。其余治法参看血崩门。但产后不可用杭芍炭以及诸凉药。然此证皆系临产一二日前入房所致，戒之。

产后手伤胞胎淋漓不止　七十二

妇人有生产之时，被稳婆手入产门，损伤胞胎，因而淋漓不止，欲少忍须臾而不能。人谓胞破不能再补也，孰知不然。夫破伤皮肤，尚可完补，岂破在腹内者，独不可治疗？或谓破在外可用药外治，以生皮肤；破在内，虽有灵膏，无可救补。然破之在内者，外治虽无可施力，安必内治不可奏功乎？试思疮伤之毒，大有缺陷，尚可服药以生肌肉，此不过收生不谨，小有所损，并无恶毒，何难补其缺陷也？方用完胞饮。

人参一两　白术十两，土炒　茯苓三钱，去皮　生黄芪五钱　当归一两，酒炒　川芎五钱　桃仁十粒，泡，炒，研　红花一钱　益母草三钱　白及末一钱

用猪羊胞一个，先煎汤，后煎药，饥服十剂全愈。夫胞损宜用补胞之药，何以反用补气血之药也？盖生产本不可手探试，而稳婆竟以手探，胞胎以致伤损，则难产必矣。难产者，因气血之虚也。产后大伤气血，是虚而又虚矣。因虚而损，复因损而更虚，若不补其气与血，而胞胎之破，何以奏功乎。今之大补其气血者，不啻饥而与之食，渴而与之饮也。则精神大长，气血再造，而胞胎何难补完乎？所以旬日之内便成功也。

胞破诸书单方多，然不如此之妙。

产后四肢浮肿　七十三

产后四肢浮肿,寒热往来,气喘咳嗽,胸膈不利,口吐酸水,两胁疼痛。人皆曰败血流于经络,渗于四肢,以致气逆也。谁知是肝肾两虚,阴不得出之阳乎。夫产后之妇,气血大亏,自然肾水不足,肾火沸腾。然水不足则不能养肝,而肝木大燥,木中乏津,木燥火发,肾火有党,子母两焚,火焰直冲,而上克肺金,金受火刑,力难制肝,而咳嗽喘满之病生焉。肝火既旺,而下克脾土,土受木刑,力难制水,而四肢浮肿之病出焉。然而肝木之火旺,乃假象而非真旺也。假旺之气,若盛而实不足,故时而热时而寒,往来无定,乃随气之盛衰以为寒热,而寒非真寒,热亦非真热,是以气逆于胸膈之间而不舒耳。两胁者,肝之部位也。酸者,肝之气味也。吐酸胁疼痛,皆肝虚而肾不能荣之象也。治法宜补血以养肝,补精以生血。精血足而气自顺,而寒热咳嗽浮肿之病悉退矣。方用**转气汤**。

人参三钱　茯苓三钱,去皮　白术三钱,土炒　当归五钱,酒洗　白芍五钱,酒炒　熟地一两,九蒸　山萸三钱,蒸　山药五钱,炒　芡实三钱,炒　故纸一钱,盐水炒　柴胡五分

水煎服。三剂效,十剂痊。此方皆是补血补精之品,何以名为转气耶? 不知气逆由于气虚,乃是肝肾

之气虚也。补肝肾之精血，即所以补肝肾之气也。盖虚则逆，旺则顺，是补即转也。气转而各症尽愈，阴出之阳，则阴阳无扞格之虞矣。

方妙，不可加减。白芍宜炒炭用。

产后肉线出　七十四

妇人有产后水道中出肉线一条，长二三尺，动之则疼痛欲绝。人以为胞胎之下坠也，谁知是带脉之虚脱乎。夫带脉束于任督之间，任脉前而督脉后，二脉有力，则带脉坚牢；二脉无力，则带脉崩坠。产后亡血过多，无血以养任督，而带脉崩坠，力难升举，故随溺而随下也。带脉下垂，每每作痛于腰脐之间，况下坠者而出于产门之外，其失于关键也，更甚，安得不疼痛欲绝乎？方用**两收汤**。

人参一两　白术二两，土炒　川芎三钱，酒洗　九蒸熟地二两　山药一两，炒　山萸四钱，蒸　芡实五钱，炒扁豆五钱，炒　巴戟三钱，盐水浸　杜仲五钱，炒黑　白果十枚，捣碎

水煎服。一剂而收半，二剂而全收矣。此方补任督而仍补腰脐者，盖以任督连于腰脐也。补任督而不补腰脐，则任督无助，而带脉何以升举？惟两补之，则任督得腰脐之助，带脉亦得任督之力而收矣。

此方凡肾虚腰痛、遗尿皆可治，甚勿轻忽。

产后肝痿　七十五

妇人产后阴户中垂下一物，其形如帕，或有角，或二岐。人以为产颓也，谁知是肝痿之故乎。夫产后何以成肝痿也？盖因产前劳役过伤，又触动怪怒，以致肝不藏血，血亡过多，故肝之脂膜随血崩坠，其形似子宫，而实非子宫也。若是子宫之下坠，状如茄子，只到产门，而不能越出于产门之外。惟肝之脂膜往往出产门外者，至六七寸许，且有粘席干落一片，如手掌大者。如是子宫坠落，人立死矣，又安得而复生乎。治法宜大补其气与血，而少加升提之品，则肝气旺而易生，肝血旺而易养，肝得生养之力，而脂膜自收。方用**收膜汤**。

生黄芪一两　人参五钱　白术五钱,土炒　白芍五钱,酒炒焦　当归三钱,酒洗　升麻一钱

水煎服。一剂即收矣。或疑产后禁用白芍，恐伐生气之源，何以频用之而奏功也？是未读仲景之书者。嗟乎！白芍之在产后不可频用者，恐其收敛乎瘀也。而谓伐生气之源，则误矣。况病之在肝者，尤不可以不用。且用之于大补气血之中，在芍药亦忘其为酸收矣，又何能少有作祟者乎。矧脂膜下坠，正藉酸

收之力,助升麻以提升气血,所以奏功之捷也。

收肝膜全赖白芍之功,不可用炭。

产后气血两虚乳汁不下　七十六

妇人产后绝无点滴之乳,人以为乳管之闭也,谁知是气与血之两涸乎。夫乳乃气血所化而成也,无血固不能生乳汁,无气亦不能生乳汁。然二者之中,血之化乳,又不若气之所化为尤速。新产之妇,血已大亏,血本自顾不暇,又何能以化乳?乳全赖气之力,以行血而化之也。今产后数日,而乳不下点滴之汁,其血少气衰可知。气旺则乳汁旺,气衰则乳汁衰,气涸则乳汁亦涸,必然之势也。世人不知大补气血之妙,而一味通乳,岂知无气则乳无以化,无血则乳无以生。不几向饥人而乞食,贫人而索金乎?治法宜补气以生血,而乳汁自下,不必利窍以通乳也。方名通乳丹。

人参一两　生黄芪一两　当归二两,酒洗　麦冬五钱,去心　木通三分　桔梗三分　七孔猪蹄二个,去爪壳

水煎服。二剂而乳汁如泉涌矣。此方专补气血以生乳汁,正以乳生于气血也。产后气血涸而无乳,非乳管之闭而无乳者可比。不去通乳而名通乳丹,亦因服之乳通而名之。今不通乳而乳生,即名生乳丹亦可。

产后郁结乳汁不通　七十七

少壮之妇,于生产之后,或闻丈夫之嫌,或听翁姑之谇,遂致两乳胀满疼痛,乳汁不通。人以为阳明之火热也,谁知是肝气之郁结乎。夫阳明属胃,乃多气多血之府也。乳汁之化,原属阳明。然阳明属土,壮妇产后,虽云亡血,而阳明之气实未尽衰,必得肝木之气以相通,始能化成乳汁,未可全责之阳明也。盖乳汁之化,全在气而不在血。今产后数日,宜其有乳,而两乳胀满作痛,是欲化乳而不可得,非气郁而何? 明明是羞愤成郁,土木相结,又安能化乳而成汁也。治法宜大舒其肝木之气,而阳明之气血自通,而乳亦通矣,不必专去通乳也。方名**通肝生乳汤**。

白芍五钱,醋炒　当归五钱,酒洗　白术五钱,土炒熟地三分　甘草三分　麦冬五钱,去心　通草一钱　柴胡一钱　远志一钱

水煎服。一剂即通,不必再服也。

麦冬用小米炒,不惟不寒胃,且得米味一直引入胃中,而化乳愈速。

产后编上卷

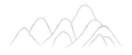

共四十三症

产后总论

凡病起于血气之衰,脾胃之虚,而产后尤甚。是以丹溪先生论产后,必大补气血为先,虽有他症,以末治之,斯言尽治产之大旨。若能扩充立方,则治产可无过矣。夫产后忧惊劳倦,气血暴虚,诸症乘虚易入。如有气毋专耗散,有食毋专消导。热不可用芩连,寒不可用桂附。寒则血块停滞,热则新血崩流。至若中虚外感,见三阳表症之多,似可汗也,在产后而用麻黄,则重竭其阳;见三阴里症之多,似可下也,在产后而用承气,则重亡阴血。耳聋胁痛,乃肾虚恶露之停,休用柴胡。谵语出汗,乃元弱似邪之症,非同胃实。厥由阳气之衰,无分寒热,非大补不能回阳而起弱;痉因阴血之亏,不论刚柔,非滋荣不能舒筋而活络。乍寒乍热,发作无期,症似疟也,若以疟治,迁延难愈;言论无伦,神不守舍,病似邪也,若以邪治,危亡可待。去血过多而大便燥结,肉苁蓉加于生化,非润肠承气之能通;去汗过多而小便短涩,六君子倍加参、芪,必生津助液之可利。加参生化汤频服,救产后之危;长生活命丹屡用,苏绝谷之人。癞疝脱肛,多是气虚下陷,补中益气之方。口噤拳挛,乃因血燥类风,加参生化之剂。产户入风而痛甚,服宜羌活养荣汤。玉门伤凉而不闭,洗宜蟆儿黄硫散。怔忡惊悸,生化汤加以定志;似邪恍惚,安神丸助以归脾。因气而闷满虚烦,生化汤加木香为佐;因食而嗳酸恶食,六君子加神曲、麦芽为良。苏木、莪术,大能破血;青皮、枳壳,最消满胀。一应耗气破血之剂,汗吐宣下之法,止可施诸壮实,岂宜用于胎产。大抵新产后,先问恶露如何,块痛未除,不可遽加参术。腹中痛止,补中益气无疑。至若亡阳脱汗,气虚喘促,频服加参生化汤,是从权也。又如亡阴火热,血崩厥晕,速煎生化原方,是救急也。王太仆云:治下补下,治以急缓。缓则道路达而力微,急则气味厚而力重。故治产当遵丹溪而固本,服法宜效太仆以频加。凡付生死之重寄,须着意于极危;欲救俯仰之无亏,用存心于爱物。此虽未尽产症之详,然所闻一症,皆援近乡治验为据,亦未必无小补云。

产前后方症宜忌

正 产

正产者,有腹或痛或止,腰胁酸痛,或势急而胞未破,名弄胎。服八珍汤加香附自安。有胞破数日而痛尚缓,亦服上药俟之。

伤 产

伤产者,胎未足月,有所伤动,或腹痛脐痛,或服催生药太早,或产母努力太过,逼儿错路,不能正产。故临月必举动从容,不可多睡,饱食饮酒,但觉腹中动转,即正身仰卧,待儿转顺。与其临时费力,不如先时慎重。

调 产

调产者,产母临月,择稳婆,办器用,备参药。产时不可多人喧闹,二人扶身,或凭物站。心烦,用滚水调白蜜一匙,独活汤更妙。或饥,服糜粥少许,勿令饥渴。有生息未顺者,只说有双胎,或胎衣不下,勿令产母惊恐。

催 生

催生者,因坐草太早,困倦难产,用八珍汤,稍佐以香附、乳香,以助血气。胞衣早破,浆血已干,亦用八珍汤。

冻　产

冻产者，天寒血气凝滞，不能速生，故衣裳宜厚，产室宜暖，背心、下体尤要。

热　产

热产者，暑月宜温凉得宜。若产室人众，热气蒸逼，致头痛、面赤、昏晕等症，宜饮清水少许以解之。然风雨阴凉，亦当避之。

横　产

横产者，儿居母腹，头上足下，产时则头向下，产母若用力逼之，胎转至半而横。当令产母安然仰卧，令其自顺。稳婆以中指挟其肩，勿使脐带羁绊。用催生药，努力即生。

当归、紫苏各三钱，长流水煎服，即下。

一方，用好京墨磨服之，即下。

一方，用败笔头一个，火煅。以藕节自然汁调服之，即下。

一方，用益母草六两浓煎，加童便一大杯调服，即下。

盘肠产

盘肠产者,产则子肠先出,然后生子。其肠或未即收,以蓖麻子四十九粒,研碎涂头上,肠收,急急洗去,迟则有害。又方,止用四十粒,去皮研为膏,涂顶中,收即拭之。如肠燥,以磨刀水润之,再用磁石煎汤服之。须阴阳家用过有验者。

难　产

难产者,交骨不开,不能生产也。服**加味芎归汤**,良久即下。

小川芎一两　当归一两　败龟板一个,酒炙　妇人发灰一握,须用生过男妇者,为末

水一盅,煎七分服。

死　产

死产者,子死腹中也。验母舌青黑,其胎已死。先用平胃散一服,酒水各一盅,煎八分,投朴硝煎服,即下。用童便亦好。后用补剂调理。

下　胞

胞衣不下,用滚酒送下失笑散一剂,或益母丸,或生化汤送鹿角灰一钱,或以产母发入口作吐,胞衣即

出。有气虚不能送出者,腹必胀痛,单用**生化汤**。

全当归一两　川芎三钱　白术一钱　香附一钱

加人参三钱更妙,用水煎服。

一方,用蓖麻子二两,雄黄二钱,研膏,涂足下涌泉穴。衣下,急速洗去。

平胃散

南苍术米泔水浸,炒　厚朴姜炒　陈皮　炙草各二钱

共为粗末,或水煎,或酒煎,煎成时加朴硝二钱,再煎一二沸,温服。

失笑散

五灵脂、蒲黄,俱研为细末,每服三钱,热酒下。

断　脐

断脐,必以绵裹咬断为妙。如遇天寒,或因难产,母子劳倦,宜以大麻油纸燃,徐徐烧断,以助元气。虽儿已死,令暖气入脐,多得生。切勿以刀断之。

滑胎散　临月常服数剂,以便易生。

当归三五钱　川芎五七钱　杜仲二钱

熟地三钱　枳壳七分　山药二钱

水二盅,煎八分,食前温服。如气体虚弱人,加人参、白术,随宜服之;如便实多滞者,加牛膝二钱。

治产秘验良方

治横生逆产,至数日不下,一服即下。有未足月,忽然胎动,一服即安。或临月先服一服,保护无虞。更能治胎死腹中,及小产伤胎无乳者,一服即如原体。

全当归 川芎各一钱五分 川贝母一钱,去心 荆芥穗 黄芪各八分 厚朴姜炒 蕲艾 红花各七分 菟丝子一钱二分 白芍一钱二分,冬月不用 枳壳六分,面炒 羌活六分,面炒 甘草五分

上十三味,只用十二味,不可加减。安胎去红花,催生去蕲艾。用井水盅半,姜三片为引,热服。渣用水一盅,煎半盅,热服。如不好,再用水一盅,煎半盅,服之即效,不用二剂。

催生兔脑丸　治横产、逆产神效。

腊月兔脑髓一个 母丁香一个 乳香一钱,另研 麝香一分

兔脑为丸,芡实大,阴干密封。用时以温酒送下一丸。

夺命丹

临产未产时,目反口噤,面黑唇青,口中吐沫,命在须臾。若脸面微红,子死母活,急用。

蛇蜕 蚕故子烧灰不存性 发灰一钱 乳香五分

共为细末,酒下。

加味芎归汤 治子宫不收，产门不闭。

人参二钱　黄芪一钱　当归二钱　升麻八分　川
芎一钱　炙草四分　五味子十五粒

再不收，加半夏八分，白芍八分（酒炒）。

新产治法

生化汤先连进二服。若胎前素弱妇人，见危症热
症堕胎，不可拘帖数，服至病退乃止。若产时劳甚，血
崩形脱，即加人参三四钱在内，频服无虞。若气促亦
加人参，加参于生化汤者，血块无滞，不可以参为补而
弗用也。有治产不用当归者，见偏之甚。此方处置万
全，必无一失。世以四物汤治产，地黄性寒滞血，芍药
微酸无补，伐伤生气，误甚。

产后用药十误

一因气不舒而误用耗气顺气等药，反增饱闷，陈
皮用至五分，禁枳实、厚朴。

二因伤气而误用消导，反损胃气，至绝谷，禁枳
壳、大黄、蓬、棱、曲、朴。

三因身热而误用寒凉，必致损胃增热，禁芩、连、
栀、柏、升、柴。

四因日内未曾服生化汤，勿用参、芪、术，以致块
痛不消。

五毋用地黄以滞恶露。

六毋用枳壳、牛膝、枳实以消块。

七便秘毋用大黄、芒硝。

八毋用苏木、棱、蓬以行块,芍药能伐气,不可用。

九毋用山楂汤以攻块定痛,而反损新血。

十毋轻服济坤丹以下胎下胞。

产后危疾诸症,当频服生化汤,随症加减,照依方论。

产后寒热

凡新产后,荣卫俱虚,易发寒热,身痛腹痛,决不可妄投发散之剂,当用生化汤为主,稍佐发散之药。产后脾虚,易于停食,以致身热。世人见有身热,便以为外感,遽然发汗,速亡甚矣。当于生化汤中加扶脾消食之药。大抵产后先宜补血,次补气。若偏补气而专用参、芪,非善也。产后补虚,用参、芪、芎、归、白术、陈皮、炙草,热轻则用茯苓淡渗之药,其热自除。重则加干姜。或云大热而用姜何也?曰此热非有余之热,乃阴虚内生热耳。盖干姜能入肺分,利肺气,又能入肝分,引众药生血,然必与阴血药同用之。产后恶寒发热腹痛者,当主恶血。若腹不痛,非恶血也。

产后寒热,口眼喝斜,此乃气血虚甚,以大补为主。左手脉不足,补血药多于补气药;右手脉不足,补气药多于补血药。切不可用小续命等发散之药。

胎前患伤寒疫症疟疾堕胎等症

胎前或患伤寒、疫症、疟疾,热久必致堕胎,堕后愈增热,因热消阴血,而又继产失血故也。治者甚勿妄论伤寒、疟疫未除,误投栀子豉汤、柴芩连柏等药。虽或往来潮热,大小便秘,五苓、承气等药断不可用。只重产轻邪,大补气血,频服生化汤。如形脱气脱,加生脉散以防血晕。盖川芎味辛能散,干姜能除虚火,虽有便秘烦渴等症,只多服生化汤,自津液生而二便通矣。若热用寒剂,愈虚中气,误甚。

产后诸症治法

血块 第一

此症勿拘古方,妄用苏木、蓬、棱,以轻人命。其一应散血方、破血药俱禁用。虽山楂性缓,亦能害命,不可擅用。惟生化汤系血块圣药也。

生化汤原方

当归八钱　川芎三钱　桃仁十四粒,去皮尖,研　黑姜五分　炙草五分

用黄酒、童便各半,煎服。

又益母丸、鹿角灰,就用生化汤送下一钱。外用烘热衣服,暖和块痛处,虽大暑亦要和暖块痛处。有

气不运而晕迷厥,切不可妄说恶血抢心,只服生化汤为妙。俗有生地、牛膝行血,山棱、蓬术败血,山楂、砂糖消块,蕲艾、椒酒定痛,反致昏晕等症,切不可妄用。二、三、四日内,觉痛减可揉,乃虚痛也,宜加参生化汤。

如七日内,或因寒凉食物,结块痛甚者,加入肉桂八分于生化汤内。如血块未消,不可加参、芪,用之则痛不止。总之,慎勿用峻利药,勿多饮姜椒艾酒。频服生化汤,行气助血,外用热衣以暖腹。如用红花以行之,苏木、牛膝以攻之则误。其胎气胀,用乌药、香附以顺之,枳壳、厚朴以舒之,甚有青皮、枳实、苏子以下气定喘,芩、连、栀子、黄柏以退热除烦。至于血结更甚,反用承气汤下之而愈结;汗多小便短涩,反用五苓散通之而愈秘。非徒无益,而又害之也。

肉桂一作三分。

凡儿生下,或停血不下,半月外尚痛,或外加肿毒,高寸许,或身热,减饮食,倦甚,必用生化汤加三棱、蓬术、肉桂等,攻补兼治,其块自消。如虚甚,食少泄泻,只服此帖定痛,且健脾胃,进食止泻,然后服消块汤。

加味生化汤　治血块日久不消,半月后方可用之。

川芎一钱　当归三钱　肉姜四分　桃仁十五粒
三棱醋炒,六分　元胡六分　肉桂六分　炙草四分

血晕 第二

分娩之后，眼见黑花，头眩昏晕，不省人事者，一因劳倦甚而气竭神昏，二因大脱血而气欲绝，三因痰火乘虚泛上而神不守。当急服生化汤二三帖，外用韭菜细切，纳有嘴瓶中，用滚醋二盅冲入瓶内，急冲产母鼻中，即醒。若偏信古方，认为恶血抢心，而轻用散血之剂；认为疫火，而用无补消降之方，误甚矣。

如晕厥，牙关紧闭，速煎生化汤，挖开口，将鹅毛探喉，酒盏盛而灌之。如灌下腹中渐温暖，不可拘帖数。外用热手，在单衣上，从心揉按至腹，常热火暖之一两时。服生化汤，四帖完即神清。始少缓药，方进粥，服至十服而安。故犯此者，速灌药火暖，不可弃而不救。若在冬月，妇人身欠暖，亦有大害。临产时必预煎生化汤，预烧秤锤硬石子，候儿下地，连服二三帖。又产妇枕边行醋韭投醋瓶之法，决无晕症。又儿生时，合家不可喜子而慢母，产母不可顾子忘倦，又不可产讫即卧，或忿怒逆气，皆致血晕。慎之，慎之！

加味生化汤 治产后三等血晕症。

川芎三钱　当归六钱　黑姜四分　桃仁十粒　炙草五分　荆芥四分，炒黑

大枣，水煎服。

劳倦甚而晕，及血崩气脱而晕，并宜速灌两服。

如形色脱,或汗出而脱,皆急服一帖,即加人参三四钱(一加肉桂四分),决不可疑参为补而缓服。痰火乘虚泛上而晕,方内加橘红四分;虚甚加人参二钱;肥人多痰,再加竹沥七分、姜汁少许。总不可用棱术破血等方。其血块痛甚,兼送益母丸,或鹿角灰,或元胡散,或独胜散,上消血块方,服一服即效,不必易方。从权救急。

加参生化汤　治产后形色脱晕,或汗多脱晕。

人参三钱,有倍加至五钱者　　川芎二钱　　当归五钱
炙草四分　　桃仁十粒　　炮姜四分

大枣,水煎服。

脉脱形脱,将绝之症,必服此方,加参四五钱,频频灌之。产后血崩血晕,兼汗多,宜服此方。无汗不脱,只服本方,不必加参。左尺脉脱,亦加参。此方治产后危急诸症,可通用。一昼一夜,必须服三四剂。若照常症服,岂能接将绝之气血,扶危急之变症耶!产后一二日,血块痛虽未止,产妇气血虚脱,或晕或厥,或汗多,或形脱,口气渐凉,烦渴不止,或气喘急,无论块痛,从权用加参生化汤。病势稍退,又当减参,且服生化汤。

加减法:血块痛甚加肉桂七分;渴加麦冬一钱,五味十粒;汗多加麻黄根一钱;如血块不痛,加炙黄

芪一钱以止汗；伤饭食面食，加炒神曲一钱，麦芽五分炒；伤肉食，加山楂五个，砂仁四钱（炒）。

厥症　第三

妇人产有用力过多，劳倦伤脾，故逆冷而厥，气上胸满，脉去形脱，非大补不可，岂钱数川芎、当归能回阳复神乎。必用加参生化汤倍参，进二剂则气血旺而神自生矣，厥自止矣。若服药而反渴，另有生脉散、独参代茶饮，救脏之燥。如四肢逆冷，又泄痢类伤寒阴症，又难用四逆汤，必用倍参生化汤加附子一片，可以回阳止逆，又可以行参、归之力。立二方于下分先后。

加参生化汤　治产后发厥，块痛未止，不可加芪、术。

川芎二钱　当归四钱　炙草五分　炮姜四分（一作黑姜）　桃仁十粒，去皮尖，研　人参二钱

枣，水煎。进二服。

滋荣益气复神汤　治产后发厥，问块痛已除，可服此方。

人参三钱　黄芪一钱，蜜炙　白术一钱，土炒　当归三钱　炙草四分　陈皮四分　五味十粒　川芎一钱　熟地一钱　麦芽一钱

枣一枚，水煎服。

手足冷,加附子五分;汗多,加麻黄根一钱,熟枣仁一钱;妄言妄见,加益智、柏子仁、龙眼肉;大便实,加肉苁蓉二钱。大抵产后晕厥二症相类,但晕在临盆,症急甚于厥,宜频服生化汤几帖,块化血旺,神清晕止,若多气促形脱等症,必加参、芪;厥在分娩之后,宜倍参生化汤,止厥以复神,并补气血也,非如上偏补气血而可愈也。要知晕有块痛,芪、术不可加;厥症若无块痛,芪、术、地黄并用无疑也。

血崩 第四

产后血大来,审血色之红紫,视形色之虚实。如血紫有块,乃当去其败血也,止留作痛,不可论崩。如鲜红之血,乃是惊伤心不能生血,怒伤肝不能藏血,劳伤脾不能统血,俱不能归经耳。当以崩治,先服生化汤几帖,则行中自有补。若形脱汗多气促,宜服倍参生化汤几帖以益气,非棕灰之可止者。如产后半月外崩,又宜升举大补汤治之,此症虚极,服药平稳,未见速效,须二十帖后,诸症顿除。

生血止崩汤 治产后血崩。

川芎一钱　当归四钱　黑姜四分　炙草五分　桃仁十粒　荆芥五分,炒黑　乌梅五分,煅灰　蒲黄五分,炒枣,水煎。忌姜、椒、热物、生冷。

凡止崩用荆芥,俱宜炒黑。

鲜红血大来,荆芥穗炒黑、白芷各五分。血竭形败,加参三四钱;汗多气促,亦加参三四钱;无汗,形不脱,气促,只服生化汤,多服则血自平。有言归、芎但能活血,甚误。

升举大补汤　滋荣益气。如有块动,只服前方,芪、术勿用。

黄芪　白术　陈皮各四分　人参二钱　炙草　升麻各四分　当归　熟地各二钱　麦冬一钱　川芎一钱　白芷四分　黄连三分,炒　荆芥穗四分,炒黑

汗多,加麻黄根一钱、浮麦炒一小撮;大便不通,加肉苁蓉一钱,禁用大黄;气滞,磨木香三分;痰,加贝母六分、竹沥、姜汁少许;寒嗽,加杏仁十粒、桔梗五分、知母一钱;惊,加枣仁、柏子仁各一钱;伤饭,加神曲、麦芽各一钱;伤肉食,加山楂、砂仁各八分,俱加枣,水煎。身热不可加连、柏,伤食怒气,均不可专用耗散无补药。凡年老虚人患崩,宜升举大补汤。

按:症虚极。注中有身热不可加连柏云云,后三页复神汤项下,注有宜用此汤少佐黄连坠火云云。设无火可坠,此方内并无热药,无须反佐。恐黄连未可轻用,此处最宜详慎。又注中寒嗽加有知母,既系寒嗽,知母亦未可擅用。此条疑原刊"寒"字有误。

气短似喘 第五

因血脱劳甚，气无所恃，呼吸止息，违其常度。有认为痰火，反用散气化痰之方，误人性命，当以大补血为主。如有块，不可用参、芪、术；无块，方可用本方去桃仁，加熟地并附子一片；足冷加熟附子一钱，及参、术、陈皮，接续补气养荣汤。

加参生化汤 治分娩后即患气短者。有块不可加芪、术。

川芎二钱 当归四钱 炙草五分 黑姜四分 桃仁十粒，去皮尖，研 人参二钱

引加枣一枚，连进二三帖后，再用后方。

补气养荣汤 治产后气短促。血块不痛，宜服此方。

黄芪一钱 白术一钱 当归四钱 人参三钱 陈皮四分 炙草四分 熟地二钱 川芎二钱 黑姜四分

如手足冷，加熟附子一钱；汗多，加麻黄根一钱，浮麦一小撮；渴，加麦冬一钱，五味子十粒；大便不通，加肉苁蓉一钱，麻仁一撮；伤面饭，加炒神曲一钱，炒麦芽一钱；伤肉食，加山楂、砂仁各五分。

按：麦芽有回乳之害，用者慎之！

黄芪、白术一作各二钱。凡止汗用浮麦宜炒。

妄言妄见 第六

由气血虚，神魂无依也。治当论块痛有无缓急。

若块痛未除,先服生化汤二三帖,痛止,继服加参生化汤,或补中益气汤,加安神定志丸调服之。若产日久,形气俱不足,即当大补气血,安神定志,服至药力充足,其病自愈。勿谓邪祟,若喷以法水惊之,每至不救。屡治此症,服药至十数帖方效。病虚似邪,欲除其邪,先补其虚,先调其气,次论诸病。此古人治产后虚症,及年老虚喘,弱人妄言。所当用心也。

安神生化汤 治产后块痛未止,妄言妄见症,未可用芪、术。

川芎一钱　柏子仁一钱　人参一、二钱　当归二、三钱　茯神二钱　桃仁十二粒　黑姜四分　炙草四分　益智八分,炒　陈皮三分

枣,水煎。

滋荣益气复神汤 块痛已止,妄言妄见,服此方即愈。

黄芪　白术　麦冬　川芎　柏子仁　茯神　益智各一钱　人参　熟地各二钱　陈皮三分　炙草四分　枣仁十粒,一钱　五味子十粒　莲子八枚　元肉八个

枣,水煎服。

产后血崩、血脱、气喘、气脱、神脱、妄言,虽有血气阴阳之分,其精散神去一也。比晕后少缓,亦危症也。若非厚药频服,失之者多矣。误论气实痰火者,

非也。新产有血块痛,并用加参生化汤,行中有补,斯免滞血血晕之失也。其块痛止,有宜用升举大补汤,少佐黄连,坠火以治血脱,安血归经也;有宜用倍参补中益气汤,少佐附子,助参以治气脱,摄气归渊也;有宜用滋荣益气复神汤,少佐痰剂,以清心火,安君主之官也。

伤食　第七

新产后禁膏粱,远厚味。如饮食不节,必伤脾胃。治当扶元,温补气血,健脾胃。审伤何物,加以消导诸药。生化汤加神曲、麦芽,以消面食,加山楂、砂仁以消肉食。如寒冷之物,加吴萸、肉桂,如产母虚甚,加人参、白术。又有块,然后消补并治,无有不安者。屡见治者不重产后之弱,惟知速消伤物,反损真气,益增满闷。可不慎哉。

加味生化汤　治血块未消,服此以消食。

川芎二钱　当归五钱　黑姜四分　炙草五分　桃仁十粒

问伤何物,加法如前。煎服。

健脾消食生化汤　治血块已除,服此消食。

川芎一钱　人参　当归各二钱　白术一钱半　炙草五分

审伤何物,加法如前。

如停寒物日久,脾胃虚弱,恐药不能运用,可用揉按,炒神曲熨之更妙。凡伤食误用消导药,反绝粥几日者,宜服此方。

长生活命丹

人参三钱,水一盅半,煎半盅。先用参汤一盏,以米饭锅焦研粉三匙,渐渐加参汤、焦锅粉,引开胃口。煎参汤用新罐或铜勺,恐闻药气要呕也。如服寒药伤者,加姜三大片煎汤。人参名活命草,锅焦名活命丹,此方曾活数十人。

忿怒　第八

产后怒气逆,胸膈不利,血块又痛,宜用生化汤去桃仁。服时磨木香二分在内,则块化怒散,不相悖也。若轻产重气,偏用木香、乌药、枳壳、砂仁之类,则元气反损,益增满闷。又加怒后即食,胃弱停闷。当审何物,治法如前。慎勿用木香槟榔丸、流气引子之方,使虚弱愈甚也。

木香生化汤　治产后血块已除,因受气者。

川芎二钱　当归六钱　陈皮三分　黑姜四分

服时磨木香二分在内。此方减桃仁,用木香、陈皮。前有减干姜者,详之。

健脾化食散气汤 治受气伤食，无块痛者。

白术二钱　当归二钱　川芎一钱　黑姜四分　人参二钱　陈皮三钱

审伤何物，加法如前。大抵产后忿怒气逆及停食二症，善治者，重产而轻怒气消食，必以补气血为先。佐以调肝顺气，则怒郁散而元不损；佐以健脾消导，则停食行而思谷矣。若专理气消食，非徒无益，而又害之。

陈皮一作三分。又有炙草四分，存参。

类疟　第九

产后寒热往来，每日应期而发，其症似疟，而不可作疟治。夫气血虚而寒热更作，元气虚而外邪或侵，或严寒，或极热，或昼轻夜重，或日晡寒热，绝类疟症。治当滋荣益气，以退寒热。有汗急宜止，或加麻黄根之类。只头有汗而不及于足，乃孤阳绝阴之危症，当加地黄、当归之类。如阳明无恶寒，头痛无汗，且与生化汤，加羌活、防风、连须葱白数根以散之。其柴胡清肝饮等方，常山、草果等药，俱不可用。

滋荣养气扶正汤 治产后寒热有汗，午后应期发者。

人参二钱　炙黄芪　白术　川芎　熟地　麦冬麻黄根各一钱　当归三钱　陈皮四分　炙草五分

枣,水煎。

加减养胃汤 治产后寒热往来,头痛无汗,类疟者。

炙草四分　白茯苓一钱　半夏八分,制　川芎一钱
陈皮四分　当归三钱　苍术一钱　藿香四分　人参一钱
姜引煎服。

有痰加竹沥、姜汁、半夏、神曲,弱人兼服河车丸。
凡久疟不愈,兼服参术膏以助药力。

参术膏

白术一斤,米泔浸一宿,锉焙,人参一两。用水六碗,
煎二碗,再煎二次,共汁六碗,合在一处,将药汁又熬
成一碗,空心米汤化半酒盏。

类伤寒二阳症　第十

产后七日内,发热头痛恶寒,毋专论伤寒为太阳
症;发热头痛胁痛,毋专论伤寒为少阳症。二症皆由
气血两虚,阴阳不和而类外感。治者慎勿轻产后热
门,而用麻黄汤以治类太阳症,又勿用柴胡汤以治类
少阳症。且产母脱血之后,而重发其汗,虚虚之祸,可
胜言哉。昔仲景云:亡血家不可发汗。丹溪云:产后
切不可发表。二先生非谓产后真无伤寒之兼症也,非
谓麻黄汤、柴胡汤之不可对症也,诚恐后辈学业偏门
而轻产,执成方而发表耳。谁知产后真感风感寒,生

化中芎、姜亦能散之乎。

加味生化汤 治产后三日内发热头痛症。

川芎 防风各一钱 当归三钱 炙草四分 桃仁
十粒 羌活四分

查刊本去桃仁。然必须问有块痛与否,方可议
去。服二帖后,头仍痛,身仍热,加白芷八分、细辛四
分。如发热不退,头痛如故,加连须葱五个、人参三
钱。产后败血不散,亦能作寒作热,何以辨之? 曰:时
有刺痛者,败血也;但寒热无他症者,阴阳不和也。刺
痛用当归,乃和血之药。若乃积血而刺痛者,宜用红
花、桃仁、归尾之类。

一本无桃仁,有黑姜四分。

类伤寒三阴症　第十一

潮热有汗,大便不通,毋专论为阳明症;口燥咽
干而渴,毋专论为少阴症;腹满液干,大便实,毋专论
为太阴症。又汗出谵语便闭,毋专论为肠胃中燥粪宜
下症。数症多由劳倦伤脾,运化稽迟,气血枯槁,肠腑
燥涸,乃虚症类实,当补之症。治者勿执偏门轻产,而
妄议三承气汤,以治类三阴之症也。间有少壮产后妄
下,幸而无妨;虚弱产妇亦复妄下,多致不救。屡见妄
下成膨,误导反结。又有血少,数日不通,而即下致泻

不止者,危哉。《妇人良方》云:产后大便秘,若计其日期,饭食数多,即用药通之,祸在反掌。必待腹满觉胀,欲去不能者,反结在直肠,宜用猪胆汁润之。若日期虽久,饮食如常,腹中如故,只用补剂而已。若服苦寒疏通,反伤中气,通而不止,或成痞满,误矣。

养正通幽汤 治产后大便秘结类伤寒三阴症。

川芎二钱半 当归六钱 炙草五分 桃仁十五粒 麻仁二钱,炒 肉苁蓉酒洗去甲,一钱

汗多便实,加黄芪一钱,麻黄根一钱,人参二钱;口燥渴,加人参、麦冬各一钱;腹满溢便实,加麦冬一钱,枳壳六分,人参二钱,苁蓉一钱;汗出谵语便实,乃气血虚竭,精神失守,宜养荣安神,加茯神、远志、苁蓉各一钱,人参、白术各二钱,黄芪、白芷各一钱,柏子仁一钱。

以上数等大便燥结症,非用当归、人参至斤数,难取功效。大抵产后虚中伤寒,口伤食物,外症虽见头痛发热,或胁痛腰痛,是外感宜汗,犹当重产亡血禁汗。惟宜生化汤,量为加减,调理无失。又如大便秘结,犹当重产亡血禁下,宜养正助血通滞,则稳当矣。

又润肠粥 治产后日久,大便不通。

芝麻一升,研末,和米二合,煮粥食。肠润即通。

类中风　第十二

产后气血暴虚,百骸少血濡养,忽然口噤牙紧,手足筋脉拘搐等症,类中风痫痉。虽虚火泛上有痰,皆当以末治之。勿执偏门,而用治风消痰之方,以重虚产妇也。治法当先服生化汤,以生旺新血。如见危症,三服后即用加参,益气以救血脱也。如有痰火,少佐橘红、炒芩之类,竹沥、姜汁亦可加之。黄柏、黄连切不可并用,慎之。

滋荣活络汤　治产后血少,口噤项强、筋搐类风症。

川芎一钱半　当归　熟地　人参各二钱　黄芪　茯神　天麻各一钱　炙草　陈皮　荆芥穗　防风　羌活各四分　黄连八分,姜汁炒

有痰加竹沥、姜汁、半夏,渴加麦冬、葛根。有食加山楂、砂仁以消肉食,神曲、麦芽以消饭食。大便闭加肉苁蓉一钱半,汗多加麻黄根一钱,惊悸加枣仁一钱。

天麻丸　治产后中风,恍惚语涩,四肢不利。

天麻一钱　防风一钱　川芎七分　羌活七分　人参　远志　柏子仁　山药　麦冬各一钱　枣仁一两　细辛一钱　南星曲八分　石菖蒲一钱

研细末,炼蜜为丸,辰砂为衣,清汤下六七十丸。

一本枣仁用一钱,细辛用四分,存参。

类痉　第十三

产后汗多,即变痉者,项强而身反,气息如绝,宜速服加减生化汤。

加减生化汤　专治有汗变痉者。

川芎　麻黄根各一钱　当归四钱　桂枝五分　人参一钱　炙草五分　羌活五分　天麻八分　附子一片羚羊角八分

如无汗类痉者中风,用川芎三钱,当归一两酒洗,枣仁、防风俱无分量。

一本引用生姜一片,枣一枚。

出汗　第十四

凡分娩时汗出,由劳伤脾,惊伤心,恐伤肝也。产妇多兼三者而汗出,不可即用敛汗之剂,神定而汗自止。若血块作痛,芪、术未可遽加,宜服生化汤二三帖,以消块痛。随继服加参生化汤,以止虚汗。若分娩后倦甚,溅溅然汗出,形色又脱,乃亡阳脱汗也。汗本亡阳,阳亡则阴随之,故又当从权,速灌加参生化汤,倍参以救危,毋拘块痛。妇人产多汗,当健脾以敛水液之精,益荣卫以嘘血归源,灌溉四肢,不使妄行。杂症虽有自汗、盗汗之分,然当归六黄汤不可治产后之盗汗也,并宜服加参生化汤及加味补中益气二方。

若服参、芪而汗多不止，及头出汗而不至腰足，必难疗矣。如汗出而手拭不及者，不治。产后汗出气喘等症，虚之极也，不受补者，不治。

麻黄根汤 治产后虚汗不止。

人参二钱　当归二钱　黄芪一钱半，炙　白术一钱，炒　桂枝五分　麻黄根一钱　粉草五分，炒　牡蛎研，少许　浮麦一大撮

虚脱汗多，手足冷，加黑姜四分，熟附子一片。渴加麦冬一钱，五味十粒。肥白人产后多汗，加竹沥一盏，姜汁一小匙，以清痰火。恶风寒加防风、桂枝各五分，血块不落加熟地三钱。晚服八味地黄丸。

山茱萸　山药　丹皮　云苓各八钱　泽泻五钱　熟地八钱　五味子五钱　炙黄芪一两

炼蜜为丸。阳加于阴则汗，因而遇风，变为瘈疭者有之，尤难治。故汗多，宜谨避风寒。汗多小便不通，乃亡津液故也，勿用利水药。

盗汗　第十五

产后睡中汗出，醒来即止，犹盗瞰人睡，而谓之盗汗，非汗自至之比。《杂症论》云：自汗阳亏，盗汗阴虚。然当归六黄汤又非产后盗汗方也，惟兼气血而调治之，乃为得耳。

止汗散 治产后盗汗。

人参二钱　当归二钱　熟地一钱半　麻黄根五分
黄连五分,酒炒　浮小麦一大撮　枣一枚

又方

牡蛎煅细末,五分　小麦面炒黄,研末

一本牡蛎、小麦炒黄,各五分,空心调服。

口渴兼小便不利　第十六

产后烦躁,咽干而渴,兼小便不利,由失血汗多所
致。治当助脾益肺,升举气血,则阳升阴降,水入经而
为血为液,谷入胃而气长脉行,自然津液生而便调利
矣。若认口渴为火,而用芩、连、栀、柏以降之;认小便
不利为水滞,而用五苓散以通之,皆失治也。必因其
劳损而温之益之,因其留滞而濡之行之,则庶几矣。

生津止渴益水饮

人参　麦冬　当归　生地各三钱　黄芪一钱　葛
根一钱　升麻　炙草各四分　茯苓八分　五味子十五粒

汗多加麻黄根一钱、浮小麦一大撮,大便燥加肉
苁蓉一钱五分,渴甚加生脉散,不可疑而不用。

遗尿　第十七

气血太虚,不能约束,宜八珍汤加升麻、柴胡,甚
者加熟附子一片。

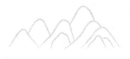

产后编下卷

误破尿胞　第十八

产理不顺,稳婆不精,误破尿胞膀胱者,用参、芪为君,归、芎为臣,桃仁、陈皮、茯苓为佐,猪羊尿胞煎药,百服乃安。又方云:用生黄丝绢一尺,白牡丹皮根为末,白及末各二钱,水二碗,煮至绢烂如饴,服之。宜静卧,不可作声,名补脬饮。神效。

胞破,女科下卷另有方,极妥且效。

患淋　第十九

由产后虚弱,热客于脬中,内虚频数,热则小便淋涩作痛,曰淋。

茅根汤　凡产后冷热淋并治之。

石膏一两　白茅根一两　瞿麦　白茯苓各五钱葵子　人参　桃胶　滑石各一钱　石首鱼头四个

灯心水煎,入齿末,空心服。

一本小注载:症由内虚,方用石膏一两,无此治法,不可拘执陈方以致误人。

一本石膏作一钱,无滑石。

一作各等分。

又方　治产后小便痛淋血。

白茅根　瞿麦　葵子　车前子　通草以上俱无分量

鲤鱼齿一百个

水煎服。亦入齿末。

按：齿末，疑均是鲤鱼齿。

便数　第二十

由脬内素有冷气，因产发动，冷气入脬故也。用赤石脂二两为末，空心服。

又方：治小便数及遗尿，用益智仁二十八枚为末，米饮送下二钱。

又桑螵散

桑螵蛸三十个　人参　黄芪　鹿茸　牡蛎　赤石脂各三钱

为末，空心服二钱，米饮送下。

泻　第二十一

产后泄泻，非杂症有食泄、湿泄、水谷注下之论，大率气虚食积与湿也。气虚宜补，食积宜消，湿则宜燥。然恶露未净，遽难骤燥，当先服生化汤二三帖，化旧生新，加茯苓以利水道。俟血生，然后补气以消食，燥湿以分利水道，使无滞涩虚虚之失。若产旬日外,方论杂症,尤当论虚实而治也。如痛下清水,腹鸣,米饮不化者,以寒泄治。如粪水黄赤,肛门作痛,以热泄治之。有因饮食过多,伤脾成泄,气臭如败卵,以食积治之。又有脾气久虚少食,食下即鸣,急尽下所食之物方觉快者,以虚寒泄治之。治法寒则温之,热则清之,脾伤食积,分利健脾,兼消补虚,善为调治,无失也。产后虚泻,眠昏人不识,弱甚形脱危症,必用人参二钱,白术、茯苓各二钱,附子一钱,方能回生。若脉浮弦,按之不鼓,即为中寒,此盖阴先亡而阳欲去,速宜大补气血,加附子、黑姜以回元阳,万勿忽视。

加减生化汤 治产后块未消患泻症。

川芎二钱　茯苓二钱　当归四钱　黑姜五分　炙草五分　桃仁十粒　莲子八枚

水煎,温服。

健脾利水生化汤 治产后块已除,患泻症。

川芎一钱　茯苓一钱半　归身二钱　黑姜四分陈皮五分　炙草五分　人参三钱　肉果一个,制　白术一钱,土炒　泽泻八分

寒泻加干姜八分,寒痛加砂仁、炮姜各八分,热泻加炒黄连八分。泻水腹痛,米饮不化,加砂仁八分,麦芽、山楂各一钱。泻有酸嗳臭气,加神曲、砂仁各

八分。脾气久虚,泻出所食物方快,以虚寒论。泻水者,加苍术一钱以燥湿。脾气弱,元气虚,必须大补,佐消食清热却寒药。弱甚形色脱,必须第一方,参、术、苓、附必用之药也。诸泻俱加升麻(酒炒),莲子十粒。

完谷不化　第二十二

因产后劳倦伤脾,而运转稽迟也,名飧泄。又饮食太过,脾胃受伤,亦然,俗呼水谷痢是也。然产方三日内,块未消化,此脾胃衰弱,参、芪、术未可遽加,且服生化汤加益智、香、砂,少温脾气。俟块消后,加参、芪、术补气,肉果、木香、砂仁、益智温胃,升麻、柴胡清胃气,泽泻、茯苓、陈皮以利水,为上策也。

加味生化汤　治产后三日内完谷不化,块未消者。

川芎一钱　益智一钱　当归四钱　黑姜四分　炙草四分　桃仁十粒　茯苓一钱半

一本当归作三钱,有枣一枚。

参苓生化汤　治产后三日内块已消,谷不化,胎前素弱患此症者。

川芎一钱　当归二钱　黑姜四分　炙草五分　人参二钱　茯苓一钱　白芍一钱,炒　益智一钱,炒　白术二钱,土炒　肉果一个,制泻水多,加泽泻、木通各八分,腹痛加砂仁八分,渴加麦冬、五味子。寒泻加黑姜一钱,木香四分;食积加神曲、麦芽消饭面,砂仁、山楂消肉食。产后泻痢日久,胃气虚弱,完谷不化,宜温助胃气,六君子汤加木香四分,肉果一个(制)。

一本有莲子八枚(去心),枣三枚。

痢 第二十三

产后七日内外,患赤白痢,里急后重频并,最为难治。欲调气行血而推荡痢邪,犹患产后元气虚弱;欲滋荣益气而大补虚弱,又助痢之邪。惟生化汤减干姜,而代以木香、茯苓,则善消恶露而兼治痢疾,并行而不相悖也。再服香连丸,以俟一二日后,病势如减,可保无虞。若产七日外,有患褐花色后重,频并虚痢,即当加补无疑。若产妇禀厚,产期已经二十余日,宜服生化汤加连、芩、厚朴、芍药行积之剂。

一本作十数日。

加减生化汤 治产后七日内患痢。

川芎二钱 当归五钱 炙草五分 桃仁十二粒
茯苓一钱 陈皮四分 木香磨,三分

红痢腹痛,加砂仁八分。

青血丸 治噤口痢。

香连为末,加莲肉粉,各一两半,和匀为丸。酒送下四钱。

凡产三四日后,块散,痢疾少减,共十症,开后依治。

一、产后久泻,元气下陷,大便不禁,肛门如脱,宜服六君子汤加木香四分,肉果一个(制),姜汁五分。

二、产后泻痢,色黄,乃脾土真气虚损,宜服补中益气汤加木香、肉果。

三、产后伤面食,泻痢,宜服生化汤加神曲、麦芽。

一本神曲、麦芽下有各一钱。

四、产后伤肉食,泻痢,宜服生化汤加山楂、砂仁。

五、产后胃气虚弱,泻痢,完谷不化,当温助胃气,宜服六君子汤加木香四分,肉果一个(制)。

六、产后脾胃虚弱,四肢浮肿,宜服六君子汤加五皮散。见后水肿。

七、产后泻痢,无后重,但久不止,宜服六君子汤加木香、肉果。

八、产后赤白痢,脐下痛,当归、厚朴、黄连、肉果、甘草、桃仁、川芎。

九、产后久痢，色赤，属血虚，宜四物汤加荆芥、人参。

十、产后久痢，色白，属气虚，宜六君子汤加木香、肉果。

霍乱　第二十四

由劳伤气血，脏腑空虚，不能运化食物，及感冷风所致。阴阳升降不顺，清浊乱于脾胃，冷热不调，邪正相搏，上下为霍乱。

生化六和汤　治产后血块痛未除，患霍乱。

川芎二钱　当归四钱　黑姜　炙草　陈皮　藿香各四分　砂仁六分　茯苓一钱

姜三片，煎。

附子散　治产后霍乱吐泻，手足逆冷，须无块痛方可服。

白术一钱　当归二钱　陈皮　黑姜　丁香　甘草各四分

共为末，粥饮送下二钱。

一本有附子五分。

温中汤　治产后霍乱，吐泻不止，无块痛者可服。

人参一钱　白术一钱半　当归二钱　厚朴八分

黑姜四分　茯苓一钱　草豆蔻六分

　　姜三片，水煎服。

呕逆不食　第二十五

　　产后劳伤脏腑，寒邪易乘于肠胃，则气逆呕吐而不下食也。又有瘀血未净而呕者，亦有痰气入胃，胃口不清而呕者，当随症调之。

　　加减生化汤　治产妇呕逆不食。

　　川芎一钱　当归三钱　黑姜　砂仁　藿香各五分淡竹叶七片

　　水煎，和姜汁二匙服。

　　温胃丁香散　治产后七日外，呕逆不食。

　　当归三钱　白术二钱　黑姜四分　丁香四分　人参一钱　陈皮五分　炙草五分　前胡五分　藿香五分

　　姜三片，水煎服。

　　石莲散　治产妇呕吐，心冲目眩。

　　石莲子去壳，去心，一两半　白茯苓一两　丁香五分

　　共为细末，米饮送下。

　　一本有白术，无白茯苓，丁香作五钱。用者酌之。

　　生津益液汤　治产妇虚弱，口渴气少，由产后血少多汗内烦不生津液。

　　人参　麦冬去心　茯苓各一两　大枣　竹叶　浮

小麦　炙草　栝蒌根

大渴不止，加芦根。

一本人参一钱，麦冬、茯苓三钱，存参。

咳嗽　第二十六

治产后七日内，外感风寒，咳嗽鼻塞，声重恶寒，勿用麻黄以动汗。嗽而胁痛，勿用柴胡汤；嗽而有声，痰少面赤，勿用凉药。凡产有火嗽，有痰嗽，必须调理半月后，方可用凉药，半月前不当用。

加味生化汤　治产后外感风寒，咳嗽及鼻塞声重。

川芎一钱　当归二钱　杏仁十粒　桔梗四分　知母八分

有痰加半夏曲，虚弱有汗咳嗽加人参。总之，产后不可发汗。

知母一本作四分。

加参安肺生化汤　治产后虚弱，旬日内外感风寒，咳嗽声重有痰，或身热头痛，及汗多者。

川芎一钱　人参一钱　知母一钱　桑白皮一钱　当归二钱　杏仁十粒，去皮尖　甘草四分　桔梗四分　半夏七分　橘红三分

虚人多痰，加竹沥一杯，姜汁半匙。

按：咳嗽论中，明示纵有火嗽，在半月前，犹不得

轻用凉药,垂戒綦严。而第一与第二方中,均有知母,小注均有"外感风寒"云云。此必于既感之后,将蕴而为燥热,不得已而用之,小注未及申明。如谓不然,苟初感即用此凉品,岂不与前论显为枘凿。读者须会前人微意,庶不致用古方而自少权衡耳。

加味四物汤　治半月后干嗽有声,痰少者。

川芎　白芍　知母　瓜蒌仁各一钱　生地　当归各二钱　诃子二钱　冬花六分　桔梗四分　甘草四分　兜铃四分　生姜一大片

水肿　第二十七

产后水气,手足浮肿,皮肤见光荣色,乃脾虚不能制水,肾虚不能行水也。必以大补气血为先,佐以苍术、白术、茯苓补脾。壅满用陈皮、半夏、香附消之,虚人加人参、木通,有热加黄芩、麦冬以清肺金。健脾利水,补中益气汤。七日外,用人参、白术各二钱,茯苓、白芍各一钱,陈皮五分,木瓜八分,紫苏、木通、大腹皮、苍术、厚朴各四分。大便不通加郁李仁、麻仁各一钱。如因寒邪湿气伤脾,无汗而肿,宜姜皮、半夏、苏叶加于补气方,以表汗。

五皮散　治产后风湿客伤脾经,气血凝滞,以致面目浮虚,四肢肿胀气喘。

五加皮　地骨皮　大腹皮　茯苓皮各一钱　姜皮一钱

枣一枚,水煎服。

又云,产后恶露不净,停留胞络,致令浮肿。若以水气治之,投以甘遂等药,误矣。但服调经散,则血行而肿消矣。

调经散

没药另研　琥珀另研,各一钱　肉桂　赤芍　当归各一钱

上为细末,每服五分,姜汁、酒各少许,调服。

此方能调经治腹痛。

流注　第二十八

产后恶露流于腰臂足关节之处,或漫肿,或结块,久则肿起作痛,肢体倦怠。急宜用葱熨法以治外肿,内服参归生化汤以消血滞,无缓也。未成者消,已成者溃。

葱熨法

用葱一握,炙热,捣烂作饼,敷痛处。用厚布二三层,以熨斗火熨之。

参归生化汤

川芎一钱半　当归二钱　炙草五分　人参二钱

黄芪一钱半　肉桂五分　马蹄香二钱

此症若不补气血，节饮食，慎起居，未有得生者。如肿起作痛，起居饮食如常，是病气未深，形气未损，易治；若漫肿微痛，起居倦怠，饮食不足，最难治。或未成脓，未溃，气血虚也，宜服八珍汤；憎寒恶寒，阳气虚也，宜服十全大补汤；补后大热，阴血虚也，宜服四物汤加参、术、丹皮；呕逆，胃气虚也，宜服六君子汤加炮姜、干姜；食少体倦，脾气虚也，宜服补中益气汤；四肢冷逆，小便频数，肾气虚也，补中益气汤加益智仁一钱。神仙回洞散治产后流注恶露，日久成肿，用此宜导其脓，若未补气血旺，不可服此方。

膨胀　第二十九

妇人素弱，临产又劳，中气不足，胸膈不利，而转运稽迟。若产后即服生化汤以消块止痛，又服加参生化汤以健脾胃，自无中满之症。其膨胀，因伤食而误消，因气郁而误散，多食冷物而停留恶露，又因血虚大便燥结，误下而愈胀。殊不知气血两虚，血块消后，当大补气血，以补中虚。治者若但知伤食宜消，气郁宜散，恶露当攻，便结可下，则胃气反损，满闷益增，气不升降，湿热积久，遂成膨胀。岂知消导坐于补中，则脾胃强，而所伤食气消散，助血兼行，大便自通，恶露自行。

如产后中风，气不足，微满，误服耗气药而胀者，服补中益气汤。

人参五分　当归五分　白术五分　白茯苓一钱
川芎四分　白芍四分　萝卜子四分　木香三分

一本人参、白术俱作一钱，当归作二钱，有姜一片。

如伤食，误服消导药成胀，或胁下积块，宜服健脾汤。

人参　白术　当归各三钱　白茯苓　白芍　神曲
吴茱各一钱　大腹皮　陈皮各四分　砂仁　麦芽各
五分

一本人参、白术作二钱。

如大便不通，误服下药成胀，及腹中作痛，宜服养荣生化汤。

当归四钱　白芍一钱　白茯苓一钱　人参一钱
白术二钱　陈皮五分　大腹皮五分　香附五分　苁蓉
一钱　桃仁十粒,制

块痛，将药送四消丸。屡误下，须用参、归半斤，大便方通，膨胀方退。凡误用消食耗气药，以致绝谷，长生活命丹屡效。方见伤食条。

一本无桃仁。

怔忡惊悸　第三十

由产忧惊劳倦,去血过多,则心中跳动不安,谓之怔忡。若惕然震惊,心中怯怯,如人将捕之状,谓之惊悸。治此二症,惟调和脾胃,志定神清而病愈矣。如分娩后血块未消,宜服生化汤,且补血行块,血旺则怔定惊平,不必加安神定志剂。如块消痛止后患此,宜服加减养荣汤。

当归二钱　川芎二钱　茯神一钱　人参一钱　枣仁一钱,炒　麦冬一钱　远志一钱　白术一钱　黄芪一钱,炙元肉八枚　陈皮四分　炙草四分

姜煎。

虚烦加竹沥、姜汁,去川芎、麦冬,再加竹茹一团。加木香即归脾汤。

养心汤　治产后心血不定,心神不安。

炙黄芪一钱　茯神八分　川芎八分　当归二钱麦冬一钱八分　远志八分　柏子仁一钱　人参一钱半炙草四分　五味十粒

姜,水煎服。

一本有元肉六枚。

骨蒸　第三十一

宜服保真汤。先服清骨散。

柴胡梅连汤 即清骨散作汤,速效。

柴胡　前胡　黄连　乌梅去核

各二两,共为末听用。再将猪脊骨一条,猪苦胆一个,韭菜白十根,各一寸,同捣成泥,入童便一酒盏,搅如稀糊,入药末,再捣为丸,如绿豆大。每服三四十丸,清汤送下。如上膈热多,食后服。此方凡男女骨蒸皆可用之,不专治产妇。

保真汤

黄芪六分　人参二钱　白术二钱,炒　炙草四分川芎六分　当归二钱　天冬一钱　麦冬二钱　白芍二钱枸杞二钱　黄连六分,炒　黄柏六分,炒　知母二钱　生地二钱　五味十粒　地骨皮六分

枣三枚,去核。水煎服。

一本无麦冬、黄连。

加味大造汤 治骨蒸劳热。若服清骨散、梅连丸不效服此方。

人参一两　当归一两　麦冬八分　石斛八分,酒蒸柴胡六钱　生地二两　胡连五钱　山药一两　枸杞一两黄柏七分,炒

先将麦冬、地黄捣烂,后入诸药同捣为丸,加蒸紫河另捣,焙干为末,炼蜜丸。

一本麦冬、石斛俱作八钱,柴胡五钱,黄柏四分,酒炒。

心痛　第三十二

此即胃脘痛。因胃脘在心之下,劳伤风寒及食冷物而作痛,俗呼为心痛。心可痛乎? 血不足,则怔忡惊悸不安耳。若真心痛,手足青黑色,旦夕死矣。治当散胃中之寒气,消胃中之冷物。必用生化汤,佐消寒食之药,无有不安。若绵绵而痛,可按止之,问无血块,则当论虚而加补也。产后心痛腹痛二症相似,因寒食与气上攻于心则心痛,下攻于腹则腹痛,均用生化汤加肉桂、吴萸等温散之药也。

加味生化汤

川芎一钱　当归三钱　黑姜五分　肉桂八分　吴萸八分　砂仁八分　炙草五分

伤寒食加肉桂、吴萸,伤面食加神曲、麦芽,伤肉食加山楂、砂仁,大便不通加肉苁蓉。

腹痛　第三十三

先问有块无块。块痛只服生化汤,调失笑散二钱,加元胡一钱; 无块则是遇风冷作痛,宜服**加减生化汤**。

川芎一钱　当归四钱　黑姜四分　炙草四分　防风七分　吴萸六分　白蔻五分　桂枝七分

痛止去之。随伤食物,所加如前。

小腹痛　第三十四

产后虚中,感寒饮冷,其寒下攻小腹作痛,又有血块作痛者,又产后血虚脐下痛者,并治之以加减生化汤。

川芎一钱　当归三钱　黑姜四分　炙草四分　桃仁十粒

有块痛者,本方中送前胡散,亦治寒痛。若无块,但小腹痛,亦可按而少止者,属血虚,加熟地三钱,前胡、肉桂各一钱,为末,名前胡散。

虚劳　第三十五

指节冷痛,头汗不止。

人参三钱　当归三钱　黄芪二钱　淡豆豉十粒　生姜三片　韭白十寸　猪肾二个

先将猪肾煮熟,取汁煎药八分,温服。

一本有或用猪胃一个。先将胃略煮后,再煎汤煮药。

遍身疼痛　第三十六

产后百节开张,血脉流散。气弱则经络间血多阻滞,累日不散,则筋牵脉引,骨节不利,故腰背不能转侧,手足不能动履,或身热头痛。若误作伤寒,发表出汗,则筋脉动荡,手足发冷,变症出焉。宜服趁痛散。

当归一钱　甘草　黄芪　白术　独活各八分　肉桂八分　桑寄生一钱　牛膝八分　薤白五根

姜三片,水煎服。

一本无桑寄生。

腰痛　第三十七

由女人肾位系胞,腰为肾府,产后劳伤肾气,损动胞络,或虚未复而风乘之也。

养荣壮肾汤　治产后感风寒,腰痛不可转。

当归二钱　防风四分　独活　桂心　杜仲　续断桑寄生各八分

生姜三片,水煎服。两帖后痛未止,属肾虚,加熟地三钱。

一本有川芎八分。

加味大造丸　治产后日久,气血两虚,腰痛肾弱。方见骨蒸条。

青娥丸

胡桃十二个　破故纸八两,酒浸,炒　杜仲一斤,姜汁炒,去丝

为细末,炼蜜丸。淡醋汤送六十丸。

胡桃一本作二十个。

胁痛　第三十八

乃肝经血虚气滞之故。气滞用四君子汤加青皮、柴胡，血虚用四物汤加柴胡、人参、白术。若概用香燥之药，则反伤清和之气，无所生矣。

补肺散　治胁痛。

山萸　当归　五味　山药　黄芪　川芎　熟地木瓜　白术　独活　枣仁各等分

水煎服。

一本山萸二钱，当归二钱，五味十粒，黄芪八分，川芎六分，熟地钱半，木瓜、白术各一钱，独活八分，枣仁一钱，姜一片，无山药，存参。

阴痛　第三十九

产后起居太早，产门感风作痛，衣被难近身体，宜用祛风定痛汤。

川芎一钱　当归三钱　独活　防风　肉桂　荆芥各五分，炒黑　茯苓一钱　地黄二钱

枣二枚，煎服。

又附阴疳阴蚀。阴中疮曰䶂疮，或痛或痒，如虫行状，浓汁淋漓。阴蚀几尽者，由心肾烦郁，胃气虚弱，致气血流滞。经云：诸疮痛痒，皆属于心。治当补心养肾，外以药熏洗。宜用十全阴疳散。

川芎　当归　白芍　地榆　甘草各等分

水五碗,煎二碗,去渣熏。日三夜四,先熏后洗。

一方,用蒲黄一升,水银二两,二味调匀搽。

一方,用虾蟆、兔粪等分为末,敷疮。

一方,治𧏾虫食下部及五脏。取东南桃枝,轻打头散,以绵缠之。

一方,用石硫黄末,将缚桃枝蘸而燃烟熏之。按:此条宜与上条合看。

一方,截一短竹筒,先纳阴中,以桃枝烧烟熏之。

恶露　第四十

即系裹儿污血。产时恶露随下,则腹不痛而产自安。若腹欠温暖,或伤冷物,以致恶露凝块,日久不散,则虚症百出。或身热骨蒸,食少羸瘦,或五心烦热,月水不行,其块在两胁,动则雷鸣,嘈杂晕眩,发热似疟,时作时止。如此数症,治者欲泄其邪,先补其虚,必用补中益气汤送三消丸,则元气不损,恶露可消。

加味补中益气汤

人参一钱　白术二钱　当归三钱　黄芪一钱,炙
白芍一钱　广皮四分　甘草四分

姜、枣煎服。

三消丸　治妇人死血、食积、痰三等症。

黄连一两，一半用吴萸煎汁去渣浸炒，一半用益智仁炒，去益智不用　莱菔子一两五钱，炒　川芎五钱　桃仁十粒　山栀　青皮　三棱　莪术各五钱，俱用醋炒　山楂一两　香附一两，童便浸炒

上为末，蒸饼为丸。食远服，用补中益气汤送下五六十丸；或用白术三钱，陈皮五钱，水一盏，煎五分送下亦可。

此方治产后伤食，恶露不尽。若初产恶露不下，宜服生化汤加楂炭三钱。每日一帖，连服四剂，妙。

乳痈　第四十一

乳头属足厥阴肝经，乳房属足阳明胃经。若乳房臃肿，结核色红，数日外肿痛溃稠脓，脓尽而愈，此属胆胃热毒，气血壅滞，名曰乳痈，易治。若初起内结小核，不红不肿不痛，积之岁月，渐大如巉岩山，破如熟榴，难治。治法：痛肿寒热宜发表散邪，痛甚宜疏肝清胃，脓成不溃用托里。肌肉不生，脓水清稀，宜补脾胃；脓出及溃，恶寒发热，宜补血气；饮食不进，或作呕吐，宜补胃气。乳岩初起，用益气养荣汤加归脾汤，间可内消。若用行气破血之剂，速亡甚矣。

瓜蒌散　治一切痈疽，并治乳痈。痈者，六腑不和之

气,阳滞于阴则生之。

瓜蒌一个,连皮捣烂　生甘草五分　当归三钱　乳香五分,灯心炒　没药五分,灯心炒　金银花三钱　白芷一钱　青皮五分

水煎,温服。

回脉散　乳痈未溃时服此,毒从大便出,虚人不用。

大黄三钱半　白芷八分　乳香五分　木香五分没药五分　穿山甲五分,蛤粉拌炒

共为末,人参二钱煎汤,调药末服。

一本大黄作三钱,有人参三钱。

十全大补汤

人参　白术　黄芪　熟地各三钱　茯苓八分　甘草五分　川芎八分　金银花三钱

泻加黄连、肉果,渴加麦冬、五味,寒热往来用马蹄香捣散。凡乳痛服薏苡仁粥好。

又方,用乌药软白香辣者五钱,研,水一碗,牛皮胶一片,同煎七分,温服。如孕妇腹内痛,此二方可通用。

一本人参四味各二钱。

又有乳吹,乃小儿饮乳,口气所吹,乳汁不通,壅结作痛。不急治则成痈,宜速服瓜蒌散,更手揉散之。

风甚　第四十二

用山羊血取色新者,于新瓦上焙干,研末,老酒冲下五六分为度。重者用至八分,其效如神。

又用抱不出壳鸡子,瓦上焙干,酒调服。

如治虚寒危症,用蓝须子根刮皮,新瓦上焙干,研末,温服一钱为度。虽危可保万全。

不语　第四十三

乃恶血停蓄于心,故心气闭塞,舌强不语,用七珍散。

人参　石菖蒲　川芎　生地各一两　辰砂五分,研　防风五钱　细辛一钱

共为细末,用薄荷汤下一钱。因痰气郁结,闭口不语者,用好明矾一钱,水飞过,沸汤送下。

一方治产后不语。

人参　石莲子去心　石菖蒲各等分

水煎服。

《妇人良方》云:产后喑,心肾虚不能发声,七珍散。脾气郁结,归脾汤,脾伤食少,四君子汤。气血俱虚,八珍汤,不应,独参汤,更不宜急加附子,盖补其血以生血。若单用佛手散等破血药,误矣。

补 集

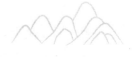

产后大便不通

用生化汤内减黑姜,加麻仁。胀满加陈皮,血块痛加肉桂、元胡。如燥结十日以上,肛门必有燥粪,用蜜枣导之。

炼蜜枣法

用好蜜二三两,火炼滚,至茶褐色,先用湿桌,倾蜜在桌上,用手作如枣样。插肛门,待欲大便,去蜜枣,方便。

又方,用麻油,口含竹管入肛门内,吹油四五口,腹内粪和即通。或猪胆亦可。

治产后鸡爪风

桑柴灰三钱,存性　鱼胶三钱,炒　手指甲十二个,炒

共为末,黄酒送下,取汗即愈。

保产无忧散

当归钱半,酒洗　川芎钱半　炒黑芥穗八分　艾叶七分,炒　面炒枳壳六分　炙黄芪八分　菟丝子钱四分,酒炒　羌活五分　厚朴七分,姜炒　川贝母一钱,去心　白芍钱二分,酒炒　甘草五分

姜三片,温服。

上方保胎,每月三五服。临产热服,催生如神。

治遍体浮肿

是脾虚水溢之过。凡浮肿者可通用,俱神效。

真缩砂仁四两,莱菔子二两四钱,研末,水浸浓取汁,浸砂仁,候汁尽,晒干,研极细末。每服一钱,渐加至二钱为度,淡姜汤送下。

保产神效方

未产能安,临产能催。偶伤胎气,腰疼腹痛,甚至见红不止,势欲小产,危急之际,一服即愈,再服全安。临产时交骨不开,横生逆下,或子死腹中,命在垂危,服之奇效。

全当归一钱五分,酒洗　真川芎一钱五分　紫厚朴七分,姜汁炒　菟丝子一钱五分,酒泡　川贝母二钱,去心,净煎好,方和入　枳壳六分,面炒　川羌活六分　荆芥穗八分　黄芪八分,蜜炙　蕲艾五分,醋炒　炙草五分　白芍一钱二分,冬用二钱,酒炒

生姜三片,水二盅,煎八分,渣水一盅,煎六分。产前空心预服二剂,临产随时热服。此乃仙传奇方,慎勿以庸医轻加减其分两。

按:保产无忧散、保产神效方,与编首治产秘验良方,俱相同,特引论略别,并存参看可也。

方剂索引

145